1型糖尿病歴30年の
糖尿病専門医が編み出した

血糖値を自力で下げるやり方大全

横浜鶴ヶ峰病院付属予防医療クリニック 副院長
糖尿病専門医
市原由美江

フォレスト出版

はじめに

私は現在、糖尿病専門医として糖尿病患者さんの血糖値を下げるお手伝いをしています。と同時に、実は私自身も糖尿病患者です。小学6年生、11歳の時に1型糖尿病の診断を受けたので、もう30年選手！　大ベテランです。

この糖尿病という病気は11歳の私にとって、悲しくて苦しくて、ただただ面倒なものでしかありませんでした。食べたいものをガマンすることもありましたし、毎日、1日に4回のインスリン注射と血糖値測定も欠かせません。なにより周囲からの偏見やいじめがつらく、糖尿病は私から明るさを奪いました。

そして両親にも私の病気のせいで、経済的、時間的に大変な思いをさせたと思います。助成制度のおかげで医療費こそかからなかったものの、定期受診の付き添い、インスリン注射や血糖値の記録にも両親の手を借りなければなりませんでした（大人になってからも、この病気のせいでローンを組むのにも大変でした……)。

でも、1型糖尿病は私に新しい夢を与えてもくれたのです。

当時の私の主治医はキリッとしたボブのよく似合う、笑顔の優しい女医さん。一緒に病気と闘ってくれる、とてもたのもしいパートナーであり、憧れの人でした。そんな彼女のようになりたい、私も同じ糖尿病患者さんの助けになりたいと考えるようになったのです。

そして医師となり15年目になります。

いま、私の患者さんの9割は2型糖尿病を患っている方です。

1型でも2型でも、「血糖値を下げる」「合併症を起こさない」「健康寿命を延ばす」という目標は同じ。患者さんと医師という立場ではありますが、「仲間」「同士」でもあります。だからこそ、彼らとの対話を大切にしています。

世間話も含め、話をよく聞くことで、仕事の内容や家族構成、趣味などの生活を知ることができ、血液検査などの数値で分かる以上のことを理解できるのです。なにより患者さんとの会話からは、血糖値を下げるためのヒントにたくさん気づかされます。

この本では、30年にわたる私自身の糖尿病体験で得た「日常生活の中」で「ちょっとした工夫」でできる「血糖値を下げるヒント」と、糖尿病専門医として患者さんたちを診るなかで気づいた「血糖値を下げるヒント」をまとめてご紹介します。

内容としては、ヘモグロビンＡ１ｃ７％台までの比較的コントロール良好な方向けの情報が多くなっています。該当する方は、ぜひ、今の段階で少しでも自力で血糖値を下げるようにしておきましょう。軽度の糖尿病なら、血糖値を下げるのも、それほど大変ではありません。

しかも、それによって合併症リスクもぐっと低くなります。

糖尿病治療は、人生を楽しく、前向きに過ごすために行うものです。

でも、糖尿病の治療にはタイムリミットがあります。

食事療法や運動療法だけで血糖値がよくなるのは最初だけ。血糖値が悪いままで数年経過すると、薬を飲んでも効きにくくなり、薬を調整しても改善しなければ最終的にはインスリン注射を使う治療になります。

インスリン注射は効果的な治療ですが、金銭的な負担や、注射や消毒の手間や管理に手間がかかるのも事実です。

まずは、「日常生活の中」で「ちょっとした工夫」で、一緒に血糖値を下げてみませんか？

血糖値に向き合うすべての人が、笑顔あふれる自分の人生を歩めるようにと、心から願っています。そして、赤ちゃんや子どものころから、毎日インスリン注射を打ち、血糖値と向き合って頑張っている子どもたちが世界中にたくさんいることも知っていただければ幸いです。

２０２３年３月吉日　　血糖コントロールを頑張る同士たちへ愛をこめて

糖尿病専門医　市原由美江

目次

第2章 血糖値を上げない「食べ方」と「飲み方」 63

第3章 血糖値を上げない「運動法」と「生活習慣」

第4章 血糖値を上げない「薬」とのつきあい方 177

第5章 正しい医者とのつきあい方 203

第1章
血糖値が上がる基本的な仕組みと対処法

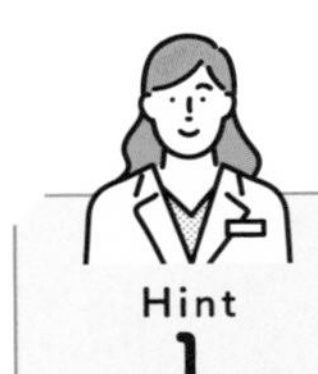

Hint 1 糖尿病のホントの怖さを知っていますか⁉

「糖尿病」になると、読んで字のごとく、おしっこに糖が出て、おしっこが甘くなります。本当に。さて、そんな、ちょっと明るめ（?）の情報を出しておいてから、ジワジワと怖い事実をお伝えしましょうか……。

糖尿病は放置し続けると、身体全体をボロボロにしてしまう、恐ろしい病気です！

糖尿病になると、血液中の糖が多過ぎる「高血糖」の状態になります。そして、その糖によって血管が傷つき、ボロボロの状態に……。放置していたゴムホースやゴムチューブがもろくなって、ブチブチちぎれたり、ひび割れたりする、あのイメージです。

血管がボロボロになると、その先にある臓器や目、皮膚の組織に、栄養など必要な成分が届かなくなります。この症状が出やすいのは、細い血管が集中する眼や腎臓、神経系。これが、糖尿病の「三大合併症」と言われる糖尿病網膜症、糖尿病腎症、糖尿病神経障害です（16ページ）。

■ 糖尿病を放置するとこうなる！

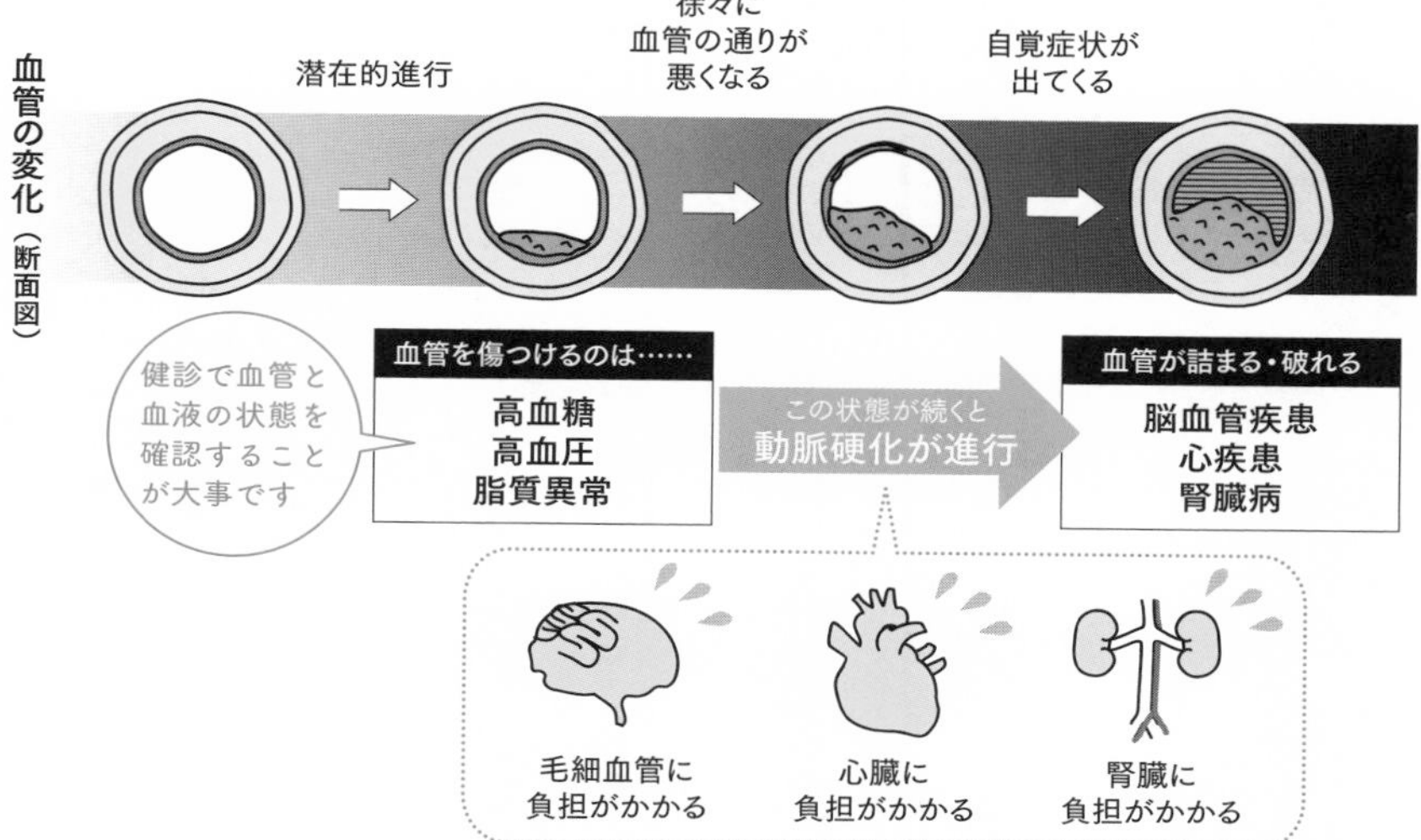

参考：奈良市ウェブサイト　https://www.city.nara.lg.jp/site/otonanokenkou/10381.html

糖尿病が進むと影響は太い動脈にもおよび、動脈硬化が進行します。また糖尿病の方は、高血圧や脂質異常症（旧名：高脂血症）、肥満なども併発しやすく、これらの病気と相まって動脈硬化がさらに加速（166ページ）。その結果、脳梗塞や脳出血などの脳血管疾患、心筋梗塞や狭心症などの虚血性心疾患のリスクが高まります。ドミノ倒しのように健康が損なわれるのが糖尿病の真の怖さです。

ポイントとまとめ

◆血液中に増え過ぎた糖が血管を傷つけ、細い血管が集まる目や腎臓、神経系に障害

◆糖尿病が進むと太い動脈で動脈硬化が進行し、脳血管疾患や虚血性心疾患のリスク

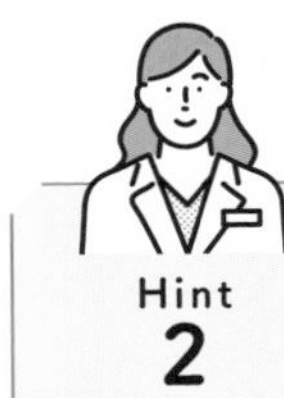

Hint 2

糖尿病治療の最大の目的は、三大合併症の回避です

糖尿病の怖さは、合併症にあります。「サイレント・キラー」「沈黙の病気」と呼ばれるだけあって、初期には、ほとんど自覚症状がありません。医師に説明されても実感が湧かず、放置したり、まじめに血糖コントロールに取り組まないでいたりすると、数年から10年程度で、さまざまな病気を引き起こします。**その代表が「三大合併症」。「三大合併症」は糖尿病神経障害**（し：神経）**、糖尿病網膜症**（め：目）**、糖尿病腎症**（じ：腎臓）**の3つ。「し↓め↓じ」の順に起こります。**

糖尿病神経障害は、血糖コントロールが悪い状態が5年程度続くと現れることが多い合併症です。感覚・運動神経障害と自律神経障害に大きく分けられます。感覚・運動神経障害の典型的な症状は、両足の裏の違和感。「何か膜を張った感じ」や「両足先の痺れ感や冷え」と表現されることが多いです。脱水や冷えで起こるこむら返りも、糖尿病神経障害の症状のひとつ。自律神経障害の症状としては、起立性低血圧（立ちくらみ）、排尿障害、便秘や下痢、またはそれの繰り返し、勃起障害などが代表的です。

糖尿病網膜症は、目の中の毛細血管から少しずつ出血が起こり、視界がかすんで視力が低下、ついには失明にいたることもある病気です。急に血糖コントロールを改善すると、糖尿病網膜症が悪化するため、眼の状態に合わせて薬の調整を行います。

糖尿病腎症は、高血糖で腎臓のフィルターの目が粗くなり、血液のろ過がうまくできなくなる病気です。老廃物や毒素、余分な水分、塩分などが体のなかに溜まらないよう、最終的には人工透析が必要となります。**糖尿病専門医がほかの内科医師と違うのは、透析を回避、または透析までの期間を延長するための検査、予防、治療を行える点です。**定期的な尿検査で糖尿病腎症を早期に発見し、その改善のための生活指導や薬の調整などを行います。最近、「2型糖尿病を合併する慢性腎臓病」で適応のとれた薬剤も出てきたので、期待しているところです。

ポイントとまとめ

◆糖尿病で怖いのは、神経障害、網膜症、腎症の「三大合併症」

◆三大合併症は神経障害（し）→網膜症（め）、腎症（じ）で、「しめじ」の順に起こる

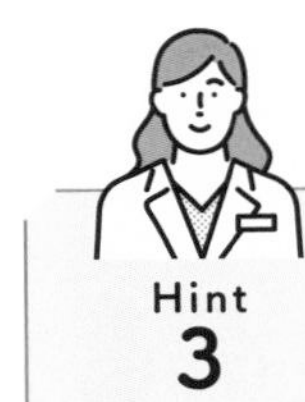

Hint 3

放置は良いことなし！早期発見、早期治療が大切な本当の理由

「あなたは糖尿病予備軍ですよ」とか、「あなたは糖尿病です」と、医師に言われた方。どうか、ちゃんと病院に通ってください。まだ、特に症状は出ていないかもしれませんが、放置だけはしないで欲しいのです。

実は、病院を受診して検査や治療を受けている糖尿病（糖尿病予備軍）の患者さんの中にも、仕事や家のことが忙しかったり、面倒だったりという理由で、受診しなくなる方がいらっしゃいます。でも、そういう患者さんは、その後、気づかないうちに血糖値が高くなり過ぎて、次のような症状であわてて病院を受診する時が来るでしょう。

① 倦怠感や多飲多尿などの自覚症状がある

② 急に視力が悪くなったり足がむくんだりする

③心筋梗塞や脳梗塞など大血管障害が起こる

いずれも糖尿病がかなり進行した状態です。

こうなる前に、ちゃんと定期的に受診していれば、結果は大きく違ったことでしょう。

血糖値が高くなるのは、膵臓（すいぞう）の機能が落ちているからです。膵臓からインスリンが出るタイミングや量が適切でなかったり、肥満の影響でインスリンの効き目が悪くなっていたりと原因は様々ですが、一つ言えることは膵臓がインスリンをうまく扱えていないということ。数年間、ずっと膵臓が過度に頑張り続けていた結果、限界が訪れます。それが血糖値の上がり始めです。血糖値が高いと分かった時には、すでに膵臓は疲れています。その疲れた膵臓の機能を回復させるためには、なるべく早い段階で食事や運動によって血糖値を下げる努力を開始しなければいけないのです。

ポイントとまとめ

◆糖尿病を放置すると、重大な合併症が現れて、あわてて病院を受診する事態になる
◆食事や運動によって、なるべく早い段階で血糖値を下げる努力を始めましょう

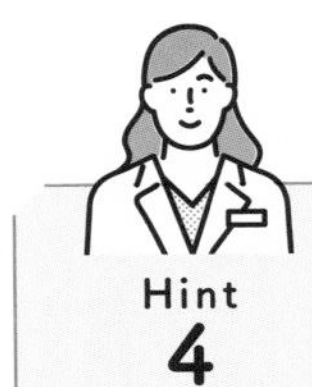

Hint 4

日本人男性は糖尿病にかかりやすい？女性は更年期に要注意！

性別には、生物学的な性別（sex）と、社会的・文化的につくられた性別（gender）があります。ここでは、生物学的な性別と糖尿病をテーマにお話ししましょう。なぜなら、日本の2型糖尿病患者においては、生物学的な性別による男女差が明確だからです。日本の糖尿病の有病率の男女比は、男性1に対し、女性は0・4～0・6。つまり、日本では女性より男性のほうが糖尿病になりやすいのです（ただし、1型においては、どの年齢においても女性のほうが多い）。

そもそも日本人の遺伝子は肥満に弱く、糖尿病にかかりやすいといわれています。自力で歩けないほどの超肥満の人を見かけることは、日本ではほとんどないでしょう。実は日本人の場合、そこまで太る前に体が悲鳴をあげ、糖尿病など様々な生活習慣病、さらに脳梗塞や心筋梗塞になってしまいます。

では、同じ日本人でも、なぜ男女で差が出るのか？

そのカギは、女性ホルモンの「エストロゲン」。エストロゲンには、血糖値を下げるインスリンの効能を高める働きがあるのです。

しかし、50歳前後の更年期に入ってエストロゲンの分泌が減少すると、女性にもピンチは訪れます。エストロゲンの減少でインスリンが効きづらくなり、血糖値が上昇して糖尿病のリスクが高まるのです。さらに、内臓脂肪の代謝を促進していたエストロゲンの減少によって内臓脂肪がつきやすくなり、それも糖尿病のリスクを高めます。

一方、男性はというと、女性の更年期である50歳前後といえば、仕事や付き合いでの飲食などにも忙しいし、基礎代謝がグッと落ちこむお年頃です。

50歳前後は男女ともに注意が必要です。

ポイントとまとめ

◆日本では、2型糖尿病の有病率は、男：女＝1：0.4〜0.6と男性が高い
◆女性は更年期にエストロゲンが減少し、糖尿病のリスクが高くなる

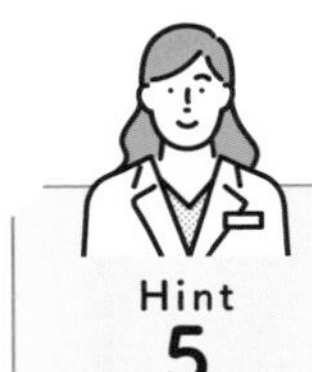

Hint 5
寿命と糖尿病のシビアな関係「10年短い」はホントだが……

「糖尿病の死因に関する調査委員会」（日本糖尿病学会）は現在、2011年から2020年まで10年間の「我が国における糖尿病患者の死因に関するアンケート調査」の集計を取りまとめているところです。結果が待ち遠しいですが、現時点での最新報告をみると、**日本人の糖尿病患者の平均寿命は、一般の人に比べて「10年も短い」のは、まぎれもない真実。**

糖尿病はさまざまな病気を併発します。患者の死因をみると、糖尿病と併発しやすい病気が、おもな原因。第1位は悪性新生物（がん）の38・3％、第2位は感染症の17・0％、第3位は血管障害（脳血管障害、虚血性心疾患、慢性腎不全）の14・9％でした。第3位の血管障害のうち、脳血管障害は6・6％、虚血性心疾患は4・8％、腎不全は3・5％です。

これだけ聞くとショックですよね。しかし、戦後の日本は平均寿命が延びていて、世界有数の長寿国です。それとともに、糖尿病患者の平均寿命も延びています。30年前におこなわれた同じ調査に比べると、男性で8・3歳、女性で10・2歳も延びているのです。しかも、日本人の平均寿命との開きが少しずつ縮まっています。この結果を見れば、「糖尿病になったら、長生きできないんだ～」と諦めるのは早いかもしれません。

では、なぜ寿命が延びているのか？ それは、健康診断の普及によって早期発見・早期治療できるようになったこと、皆さんが食事療法や運動療法など自己管理を頑張っていること、そして治療の進歩が、功を奏しているのだと思います。そして、**この調査結果は、あくまで「平均」の数字で個人差があります。つまり、しっかり血糖コントロールなど自己管理に努めれば、当然、平均よりも長生きできるでしょう。**逆もしかり。血糖コントロールの悪いまま何年も経過すると、さまざまな合併症があらわれて命に関わることもあります。

あなたの寿命を延ばすのは、あなたの取り組み次第。私たち医師はあくまでサポート。ともに手を携えて、末長く「一病息災」（60ページ）でいきましょう。

ポイントとまとめ

◆日本人の糖尿病患者の平均寿命は、一般の人に比べて10年ほど短いのは真実
◆30年前に比べると、男性で8・3歳、女性で10・2歳延びていて、今後に期待

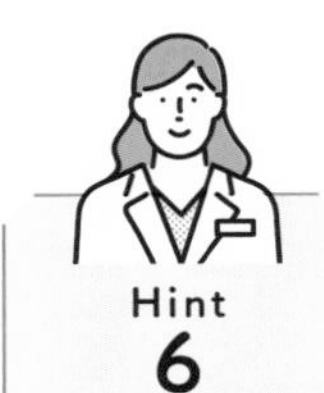

Hint 6

忙しい人は注意！ストレスが血糖値をはね上げる

「ストレス太り」という言葉がありますが、ストレスは肥満や高血糖を招きます。過度なストレスは、さまざまな重要なホルモンの分泌を乱しがちです。交感神経を活性化し、インスリン拮抗ホルモンであるコルチゾールを過剰に分泌します。コルチゾールは、インスリン抵抗性（インスリンが細胞に血糖の取り込みを呼びかけても、反応が悪くなって充分に作用しないこと）を引き起こすホルモンなので血糖値を上げるのです。

そして、多くの糖尿病患者さんが悩まされるのが、ストレスによる過食でしょう。ストレス刺激は脳の視床下部に伝わります。視床下部は自律神経（交感神経と副交感神経）や内分泌系のホルモンの調整、全身の代謝の調整、臓器のコントロールなどを司る、生命維持に関わる大切な場所。「お腹が空いた」と感じる摂食中枢と「お腹がいっぱい」と感じる満腹中枢があり、食欲の調整もしています。**過度なストレスは、視床下部の食欲の調整を乱すため、食欲が増して過食になるのです。**

でも、過食が自分の体に及ぼす影響は知っているはずの糖尿病患者さんが、なぜ？

実は、スイーツやジャンクフードなど高糖質・高脂肪のものを食べると、脳からドーパミンなどの幸せホルモンが分泌され、幸福感をもたらすんです。この幸福感が癖になって、甘いものに依存することも……。

一方、**高脂肪のものを過剰に食べると、食欲抑制ホルモンであるレプチンが視床下部で作用しにくくなるレプチン抵抗性が認められ、より脂肪を求めます。**このように、ストレスはインスリン抵抗性を引き起こすだけではなく、食欲を亢進させるため、血糖値を上げ、肥満まっしぐら。

ストレスのもとを断ち切るのが一番ですが、現代社会ではなかなか難しいですよね。読書や観劇など何か趣味を持つ、スポーツで汗を流す、散歩をするなど、「楽しみ」を見つけてストレスを忘れる、あるいは、他人と会話をしたり、一緒に遊びに行ったりして、違うコミュニティで行動するのも大事です。ときには心理カウンセラーなどのプロに頼るのも手です。

ポイントとまとめ

◆過度なストレスは、肥満を招くだけでなく血糖値も上げ、ホルモンも乱す
◆スイーツやジャンクフードは、一時的に幸福感をもたらすため依存に注意

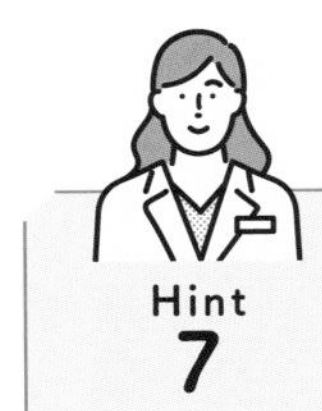

Hint 7

性格で違う!?「あなたに合う血糖値コントロール法」の極意とは？

糖尿病の治療は、一人ひとりの個性に合わせた、オーダーメイドであるべきと、私は思っています。それは自分も長年、みなさんと同じ「患者のひとり」であるからかもしれません。生涯にわたって血糖コントロールと向き合う以上、自分に合った方法を見つけたいですよね。

というわけで、性格に合わせた血糖コントロール法を考えてみました。

①**短期集中型：**すぐに結果を出したい「せっかち」タイプの人は、無理なダイエットでリバウンドしがち。きっと運動も頑張ると思うので、むしろ**「睡眠の大切さ」**（162ページ）を伝えたいです。生活習慣改善は、食事と運動、そして休養も大切。「果報は寝て待て」と言いますが、「（血糖値の）下方は寝て待て」な場合もありますよ。

②**データ派：**医師や栄養士などの指導に飽きたらず、ネットや雑誌を読みあさるデータ派に

ピッタリなのが**「グラフ化体重日記」**（164ページ）です。日々の食事と体重の増減を記録し、夜はひとり反省会。より良い明日を目指しましょう。「口は災いの元」と言いますが、血糖コントロール中は、「スイーツひと口が災いの元」にならないように。

③テキトー型：通院や薬を忘れがちで、テキトーな自己管理しかできていなくても、**「セカンドミール効果」**（132ページ）なら簡単。朝食も、納豆ごはんやトーストに豆乳をプラスで手間いらずです。医師からのアドバイスは「馬耳東風（ばじとうふう）」にしないで欲しいですが、朝食は「万事豆腐（ばんじとうふ）」……なんてね。

④のんびり屋さん：食事をする際は、よく噛んでゆっくり食べるのが一番。食後の「ソファでゴロリ」はやめて、テレビを見ながらでいいので、軽い**スクワットやかかと落とし**に変えましょう（153ページ）。「石橋を叩いて渡る」と言いますが、食後には「石橋を小走りに渡る」ように動いて、カロリー消費につとめてください。

ポイントとまとめ

◆ぜひこの本から、自分に合った血糖コントロールのヒントを見つけてくださいね

◆血糖コントロールは時々、見直しながら、無理なく、長く続けられることを

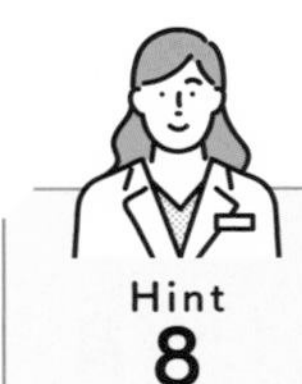

Hint 8

糖尿病の経済学を考える 約15万円×10年？ 20年？ 支払い続ける？

従来、経済学は、「人は合理的に考えて行動・選択する」ということを前提にして経済理論を組み立てていたそうです。しかし、「人は感情に任せて不合理な選択をする場合もある」と説くのが、心理学や行動科学を応用した「行動経済学」。

例えば、新しい取り組みで得る大きな利益より、損を過大に恐れて現状維持してしまう不合理な選択を**「現状維持バイアス」**と呼びます。「今の食生活では、将来、糖尿病になるから改善すべきですよ」と忠告されても、通っている大盛り無料の定食屋から離れられない、将来の健康を考えて改善するより、今のまま得る利益を選んでしまう……。

思い当たるフシ、ありませんか？

そんなみなさんに質問です。糖尿病の治療費って、どのくらいになると思いますか？ ざっくりですが、食事・運動療法のみの場合、１カ月の自己負担額（3割）は約３０００円、１年間の自己負担は約3万6000円です。経口薬療法（2種類）の場合、1カ月の自己負担額（3割）は約7500円、1年間の自己負担は約9万円に上がります。インスリン注射＋経口薬療法＋血糖自己測定となると、治療方法によって異なりますが1カ月の自己負担額（3割）は約1万2000円、1年間で約15万円程度に。しかもそれが1、2年ではなく、10年、20年、もっと長く続くことも、ままあるわけです。

ちなみに、ほかの合併症があれば治療費は異なります。例えば、糖尿病が進行して透析になる場合、年間に医療費が数百万円もかかります。しかし、**「医療保険の長期高額疾病（特定疾病）」**などの手続きをすれば、自己負担額は1カ月1万円が上限となります（一定以上の所得のある人は2万円が上限）。さらに身体障害者手帳を取得すると基本的に医療費はすべて無料になります。でも、透析は避けたいですよね。

今、予防や血糖値改善に頑張ろうという気持ちが湧き上がってきたあなた。その気持ちを大切に！　経済学的に言えば、新しい取り組みは、きっとあなたに大きな利益をもたらしますよ。

ポイントとまとめ

- ◆かかったら困るのに、やめられないという不合理が、2型糖尿病患者を生む
- ◆治療費を何十年も払い続けるのと血糖値改善の努力、どちらがお得？

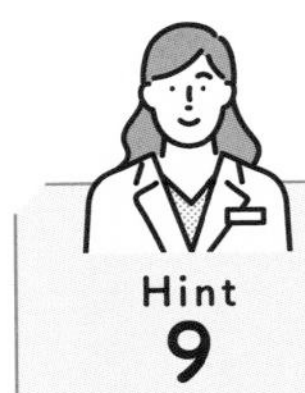

Hint 9

がんリスクは最大で約2倍に！ 怖いのは合併症だけじゃない

日本での糖尿病の方の死因の第1位は、「がん」です。日本人全体の死因1位も「がん」なので、「1位」という結果だけ見れば、同じ……とはいえません！　実は、糖尿病の方のほうが、「がんにかかりやすい」のです。そのリスクは、最大で約2倍！

2013年、日本糖尿病学会と日本癌学会が合同で公表した糖尿病とがんに関する報告書によると、**日本における糖尿病の方のがんリスクは、糖尿病でない方と比べると、男女ともに「1・19倍」。**これは、総登録者33万人に及ぶ超大規模調査によって判明したことであり、信頼度の高いデータです。

がんの種類別に見てみると、目立つのは「肝臓がん」の1・97倍、「膵臓がん」の1・85倍、「結腸がん（大腸がん）」の1・40倍。

糖尿病の方は、なぜ、がんのリスクが高くなるのでしょう？　血糖値を下げるインスリンの効きが悪くなると、それを量で補おうとしてインスリンの分泌が増えますが、この血中の過剰なインスリンが、発がんリスクを高めるといわれます（インスリン注射をしても発がんリスクは上がりませんのでご安心を）。また、高血糖では、活性酸素が過剰になって生体を傷つけることや、2型の方にある慢性的な炎症が発がんリスクになるという仮説もあります。

そもそも糖尿病とがんの発症には、加齢や肥満、過不足のある食事、喫煙、飲酒、ストレスなど、共通する要因が多いのです。つまり、血糖コントロールを良好に保つように食事や運動療法に取り組み、ストレスを発散しながら日常生活を送り、禁煙や節酒に取り組むという健康的な生活を送っていれば、がんのリスクも抑えられるということになります。

糖尿病の方は、定期的に通院して血液検査を受けたり、画像診断なども受けたりするため、がんの発見が早期になる可能性もあります。健康上のちょっとした不安や変化も、相談しやすいでしょう。ただ、すべてのがんを主治医が早期に見つけられるわけではないので、糖尿病の方は定期的な通院とは別に、がん検診も受けるようにしてくださいね。

ポイントとまとめ

- ◆糖尿病の方のがんリスクは、糖尿病でない方と比べると、最大で約2倍
- ◆良好な血糖コントロールを保つ健康的な生活を送れば、がんのリスクが抑えられる

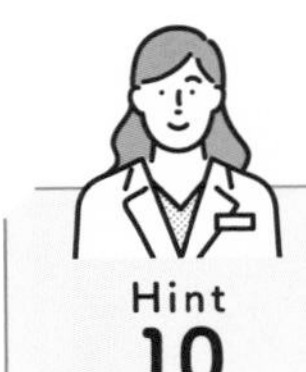

Hint 10

血糖自己測定器で食後1時間の血糖値を測ろう

血糖自己測定器は、穿刺(せんし)器具を使って指先から採取したごく少量(米粒の半分くらい)の血液で血糖値を測定するものです。今は、血液採取しなくても、腕に付けた小さなセンサーにスマホをかざすと血糖値が測定され、2週間分の記録やグラフ化もできる便利なセンサー型機器もあります。血圧の自動測定器は、公共の体育館やスポーツジム、ショッピングモールにまであるほど身近な存在ですが、血糖自己測定器は身近とはいえないでしょう(アメリカなどでは、血糖自己測定は身近)。

2型糖尿病の家族歴や肥満がある人、妊娠糖尿病だった人(糖尿病リスク約7倍)などリスクが高い人は、日ごろから自分で血糖値を測定することが糖尿病の予防につながります。

健康診断や病院でのヘモグロビンA1cが正常でも、食後高血糖がある人は多いです。食後1時間の血糖値(食べ始めてから1時間後)に糖尿病の兆しは出ます。健康な人の場合、食後血糖値は140mg/dlを超えません。リスクの高い人は、その値に近づいたり、超えたりするようになったら、

■自宅で血糖値を測定

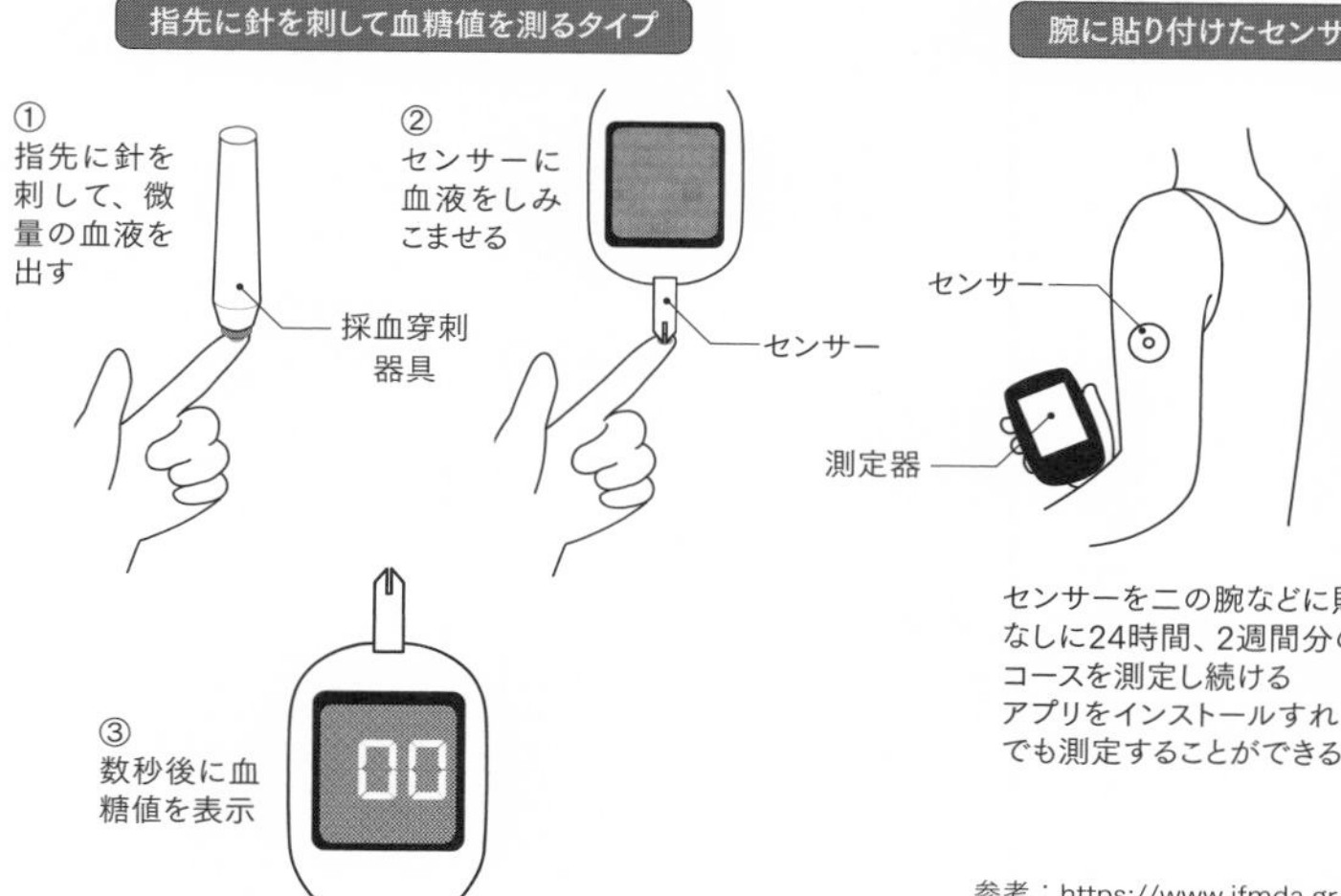

参考：https://www.jfmda.gr.jp/kikaku/10/2.html
https://nakanohashi.jp/SMBG.html

食事の量、内容、食べるスピードを見直し、できれば糖尿病専門医にご相談ください。

血糖自己測定器や測定用のチップ、腕に貼り付けるセンサーは、経口薬を使っている方や予防目的の方の場合は、自己負担になりますが、病院、薬局やインターネットで購入できます。もっと気軽に血糖値を測る習慣をつけてみませんか？

ポイントとまとめ

◆食後血糖値を測ることで糖尿病を早期に発見し、治療につなげられる

◆血糖自己測定器は、腕に貼り付けるセンサー型だと手軽で便利

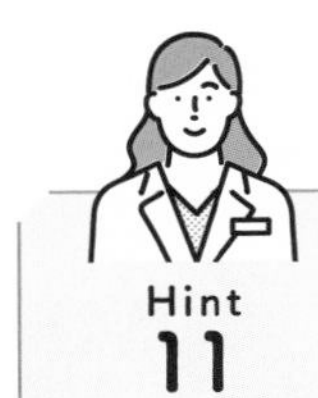

Hint 11

「死の病」から人々を救ったインスリン注射器も針も大進化してます！

インスリンの発見は、ペニシリンの発見などと並ぶ「20世紀最大の医学上の発見」と言われ、異例の速さで糖尿病患者の治療に使われるようになりました。そして、異例の速さで、発見に対してノーベル賞が授与されています。発見は1921年なので、約100年の歴史があります。犬による実験を経て、カナダの研究者たちが膵臓からの抽出物（＝インスリン）が血糖を下げることを発見し、翌年には糖尿病患者にインスリンを注射する治療が始まりました。日本でも、1923年にはインスリン注射による治療が始まっています。

当初のインスリンは、牛や豚の家畜の膵臓から抽出したもので、不純物が多く、アレルギー反応が出るなど問題が多かったようです。**しかし、1980年代になるとヒトインスリンの合成が可能になり、インスリンによる治療は大進歩しました。かつては「死の病」と言われた糖尿病ですが、インスリン注射によって治療可能な病気になったのです。**1990年代以降もインスリンの進化は止まらず、今では、約2日間も効果が続く持効型インスリンや超速効型と呼ばれるインスリンも登場して、糖尿病患者のQOL（Quality of life／生活の質）は格段に向上しています。

私は、約30年間、毎日、インスリン注射を打ってきましたが、一番感じているのは、注射の進化です。**今は、ペン型の使い捨てタイプが主流で使い勝手が良く、注射針は最短で3ミリメートル。針の太さも外径 0・18ミリメートルなんていう極細のものがあります。**私が子どもの頃は、インスリン製剤のカートリッジをペン型の注入器に装填して使用する「カートリッジ式」注入器で、針は使い捨ての長さ8ミリメートル、外径0・3ミリメートル。これはイマドキの針と比べると、驚くほど長くて太くて痛かったこと！ でも、医療で使い始めた頃のインスリン注射は、煮沸消毒できるガラスの注射器と太い針を使っていたため、もっと痛くて、もっと怖かったそうです。注射針は痛みを軽減するために驚くほどの進化を遂げているんです。すばらしい〜っ!!

ポイントとまとめ

- ◆約100年前に発見されたインスリンのおかげで糖尿病は「死の病」ではなくなった
- ◆インスリンはもとより、注射器も針も大進化を遂げて痛みも軽減されている

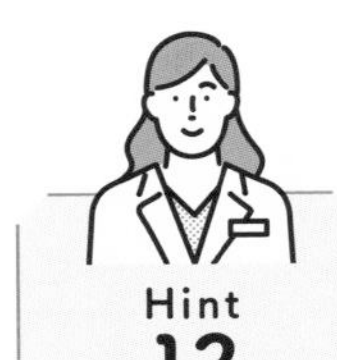

Hint 12

糖尿病が認知症を引き起こす

糖尿病の人は、認知症になりやすいって、ご存じですか？

認知症は、認知機能、すなわち理解したり記憶したりする能力が衰える病気。さまざまな種類があり、一番多いのがアルツハイマー型認知症で、糖尿病の人は一般の方より約1・5倍なりやすく、2番目に多い血管性認知症は、約2・5倍もなりやすいのです。そして、糖尿病の人が認知症になると、インスリンの注射や薬の内服が困難になったり、食事や運動など生活の管理が難しくなったりと、糖尿病が悪化しやすくなります。つまり、**糖尿病は認知症を引き起こし、認知症は糖尿病を悪化させる**という悪循環が生まれるのです。

なぜ、糖尿病だと認知症になりやすいのでしょう？　血管性認知症は、高血糖による動脈硬化が進行し、脳梗塞や脳出血などの血管のダメージが原因で起こります。明らかな脳梗塞の症状のない、小さな隠れ脳梗塞によることも。一方、アルツハイマー型認知症はアミロイドβという蛋白が脳に蓄積することで起こります。通常はインスリン分解酵素がこのアミロイドβを分解しますが、糖尿病の場合はインスリン抵抗性による高インスリン血症のためインスリン分解酵素が不足するのが原因と考えられています。

つまり、**健康な人は糖尿病を予防し、糖尿病の人は血糖コントロールに努めることが、認知症の予防につながるというわけです。**動脈硬化を予防するためにも、高血圧や脂質異常症の管理も必要。ほかにも、過度な飲酒や喫煙を控えること、生活を楽しむこと、他人と交流することなどが大切です。

よく、魚に含まれる油（DHA、EPA）が認知症予防になると言われていますが、それらが認知症を直接、予防するのかどうかは、まだ明らかになっていません。しかし、中性脂肪を下げたり血管を守ったりと動脈硬化の予防になるので、認知症予防には期待大です。

ポイントとまとめ

◆糖尿病は認知症のリスクを高め、認知症になると自己管理が困難で糖尿病が悪化

◆糖尿病の人は血糖コントロールに努めることが、認知症の予防につながる

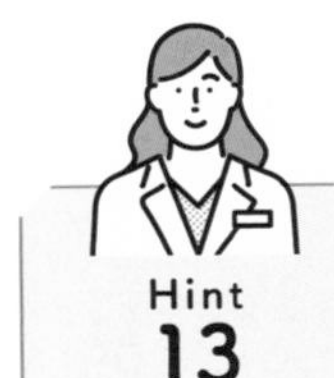

Hint 13

受動喫煙、電子タバコも⁉ 喫煙は合併症リスクを上げる！

タバコは、発がん物質の宝庫であり、動脈硬化も進行させます。糖尿病や高血圧、がん、脳卒中、歯周病など、さまざまな病気の超重要危険因子でいいことなし！

タバコを吸うと、交感神経が刺激されたりインスリン抵抗性が高まったりと血糖値が上がりやすくなります。それだけではありません！　脳梗塞や心筋梗塞などの恐ろしい病気だけでなく、糖尿病腎症のリスクをなんと2倍にも上げるのです。

さらに、煙はニコチンやタールなど、多くの有害物質を含んでおり、受動喫煙でもこれらの有害物質に晒されます。糖尿病関連の血糖値の上昇、糖尿病腎症のリスク上昇だけでなく前述の様々な疾患のリスクを上げてしまうのです。本人の禁煙はもちろん大切ですが、まわりの人も禁煙することでより安心ですよ。

そして、健康のために紙巻きタバコをやめて、加熱式タバコにしているという方、その心がけはエライのですが、できればそのまま数を減らしてタバコを卒業、「卒煙」しませんか。

タバコの葉やその加工品を電気で加熱し、発生した蒸気を吸うのが「加熱式タバコ」。タバコの葉は用いず、香りのついたリキッドを加熱して、その蒸気を味わうのが「電子タバコ」です。

加熱式タバコの蒸気には、タバコの葉に含まれるニコチンや発がん性化学物質が含まれていますし、電子タバコはタバコの葉こそ使っていませんが、リキッドにニコチンを入れたタイプが主流。ということは、加熱式タバコも電子タバコも有害物質が含まれており、健康リスクがあるのではと考えてしまいます。

「タバコをやめて、加熱式タバコ（または、電子タバコ）にしました！」と、胸を張る方が多いのですが、健康への影響についてのデータがまだ出ていないんですよね……。その変更が吉と出ることを祈るばかりです。

ポイントとまとめ

◆タバコには、糖尿病発症のリスクがあり、糖尿病の合併症リスクも2倍に

◆加熱式タバコ、電子タバコの健康リスクは、まだ不明。この機会に、卒煙を！

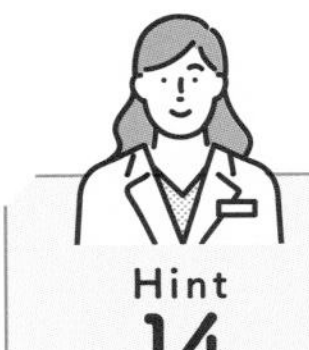

Hint 14

大人もかかる1型、肥満のせいだけではない2型

糖尿病には1型と2型があります。私が患っている1型は糖尿病患者全体の5％程度と少なく、圧倒的に多いのは2型です。それぞれの特徴を知って、理解を深めていただければと思います。

【1型糖尿病】　インスリンを分泌する膵臓のβ細胞が自分の免疫細胞によって破壊され、インスリンが作れなくなって発症する自己免疫疾患です。生活習慣とは無関係。インスリン欠乏により極度の高血糖となるため、生命維持にはインスリン注射での治療が必要不可欠です。ほとんどは子どもの頃に発症しますが、大人になって発症する場合もあります。子どもでの男女比は、1：2と女児に多いのも特徴です。インスリン注射は、1日最低4回、間食のときにも必要。**カーボカウントといって糖質量に合わせてインスリンを注射しますが、インスリンが効き過ぎて低血糖になることもしばしば。**血糖コントロールがとても難しく、

皆、苦労していますが、最近はＡＩ機能でインスリンを自動で注入するインスリンポンプなども登場して利便性が高くなり、患者のＱＯＬは上がっています。将来的にはｉＰＳ細胞などからβ細胞を作って移植するような、再生医療にも期待したいですね。

【2型糖尿病】 2型糖尿病は環境因子（過食、運動不足、肥満、ストレス）と遺伝因子（両親や祖父母、兄弟姉妹が糖尿病）が影響して発症します。日本人は元々、遺伝的にインスリンの分泌が少ないところに、食べ過ぎや運動不足など生活習慣の悪化による肥満が招いたインスリン抵抗性が加わり、インスリンが相対的に不足するのが原因。**日本の2型糖尿病患者数は予備軍も加えると2000万人以上と推定され、もはや国民病です。**男性は40代から増え、女性は更年期を過ぎると発症しやすくなります。妊娠糖尿病と診断されると、その後の2型糖尿病発症リスクが約7倍にもなるので要注意。

ポイントとまとめ

◆1型は、膵臓内でインスリンが作れなくなって発症。大人がかかる場合もある
◆2型は、予備軍も含めると日本での患者数は2000万人以上で、国民病と言われる

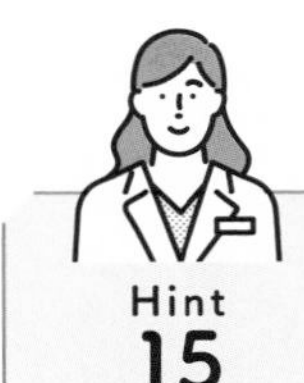

Hint 15

サインを見逃さないで！初期の2型糖尿病に起こること

発症初期の糖尿病は自覚症状がありません。でも、発症初期のサインを見逃さず、糖尿病専門医を訪ねて欲しいのです。「早期発見・早期治療」が大切なのは、糖尿病治療にも当てはまります。

初期の2型糖尿病に起こる特徴的な症状として、のどの渇き、頻尿、倦怠感、食後の眠気、足の痺れ、目のかすみ、体重減少などがあることは、よく言われるので、ご存じの方も多いと思います。

なので、今回は、**食後に現れる、見落としがちなサイン**をご紹介しますね。

食後に空腹感や手の震え、冷や汗、頭痛、倦怠感を感じることはありませんか？　また食後、キレやすいとか、イライラする、集中力が低下するなど精神的に普段と違うと感じることはありませんか？　これらを「食べ過ぎたかなぁ？」などと軽く考えないで欲しいのです。

それは、もしかすると**「反応性低血糖」**という、2型糖尿病の初期症状かもしれません。

「反応性低血糖」は、食事の直後に急速に血糖値が基準値の上限を超えて急上昇し、それを急速に処理するために膵臓からインスリンがたくさん分泌され、ご飯を食べたのに、しばらくしたら低血糖になってしまうというものです。

糖尿病専門医としての私の経験上、昼間の糖質が多いと、インスリンが出過ぎて夕方頃に低血糖症状が出る人たちをたくさん診てきました。この症状は、膵臓がタイミングよく働けていないというサインです。ラーメンライスやチャーハン大盛り、菓子パンとおにぎり、パスタとスイーツ……なんていうランチの後、午後、どうにも調子が悪いと感じる方は、ぜひ、病院、できれば糖尿病専門医に相談してください。

ちなみに、**「ペットボトル症候群」**という言葉を聞いたことはありますか？　ペットボトルなどで販売されている清涼飲料水（シュガーレスではないもの）を飲み過ぎた場合も反応性低血糖の症状が現れることがあります。年齢とともに体は変化するもの。違和感を放置せず、糖尿病も「早期発見・早期治療」を心がけましょう。

ポイントとまとめ

◆食後の空腹感や手の震え、冷や汗、頭痛、倦怠感などは2型糖尿病の初期症状かも

◆昼間の糖質が多いと、インスリンが出過ぎて夕方頃、低血糖症状が出ることもある

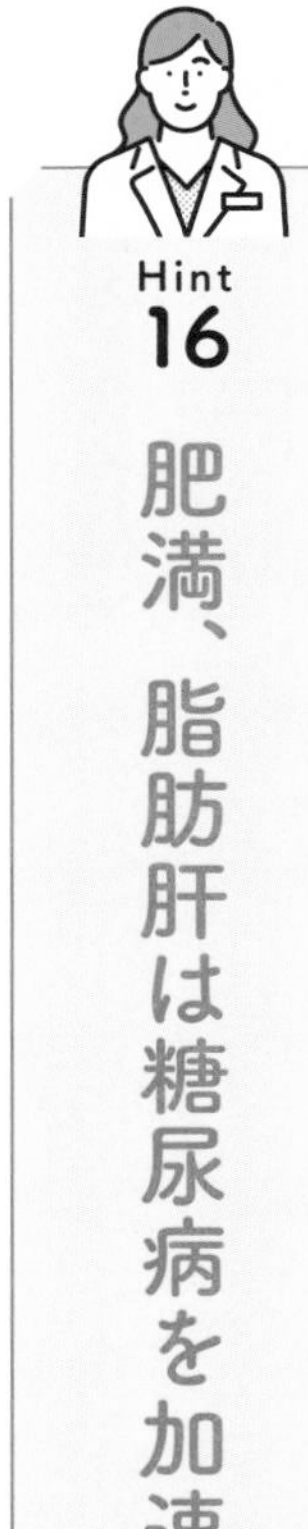

Hint 16 肥満、脂肪肝は糖尿病を加速させる

2型糖尿病は、食べ過ぎや運動不足などの環境因子と遺伝因子があいまって発症します。だから、痩せているのに糖尿病の人もいれば、「肥満でも健康体」の人もいるわけです。

でも、「肥満でも健康体」は、まだ生活習慣病が表面化していないだけの可能性も。内臓脂肪からは、インスリン抵抗性を引き起こすサイトカイン（生理活性物質）がたくさん分泌されます。最初はインスリンをたくさん分泌することで血糖値を抑えますが、日本人は膵臓が弱く、インスリンを出す力が衰えやすいため、まず食後血糖値が上がり、そして数年後には食前血糖値まで上がって立派な糖尿病に……。肥満は糖尿病を加速させ、脳梗塞や心筋梗塞、高血圧、脂質異常症、高尿酸血症、さらにがんのリスクも上げるので、ぜひ、ダイエットをオススメします。

肥満の定義はＢＭＩ（Body Mass Index）で25以上。しかし、25未満でも脂肪肝は起こります。隠れ脂肪肝です。脂肪肝は肝臓に脂肪が溜まった、いわゆるフォアグラ状態。飲酒量が多い人も、脂肪

■ 脂肪肝による負の連鎖

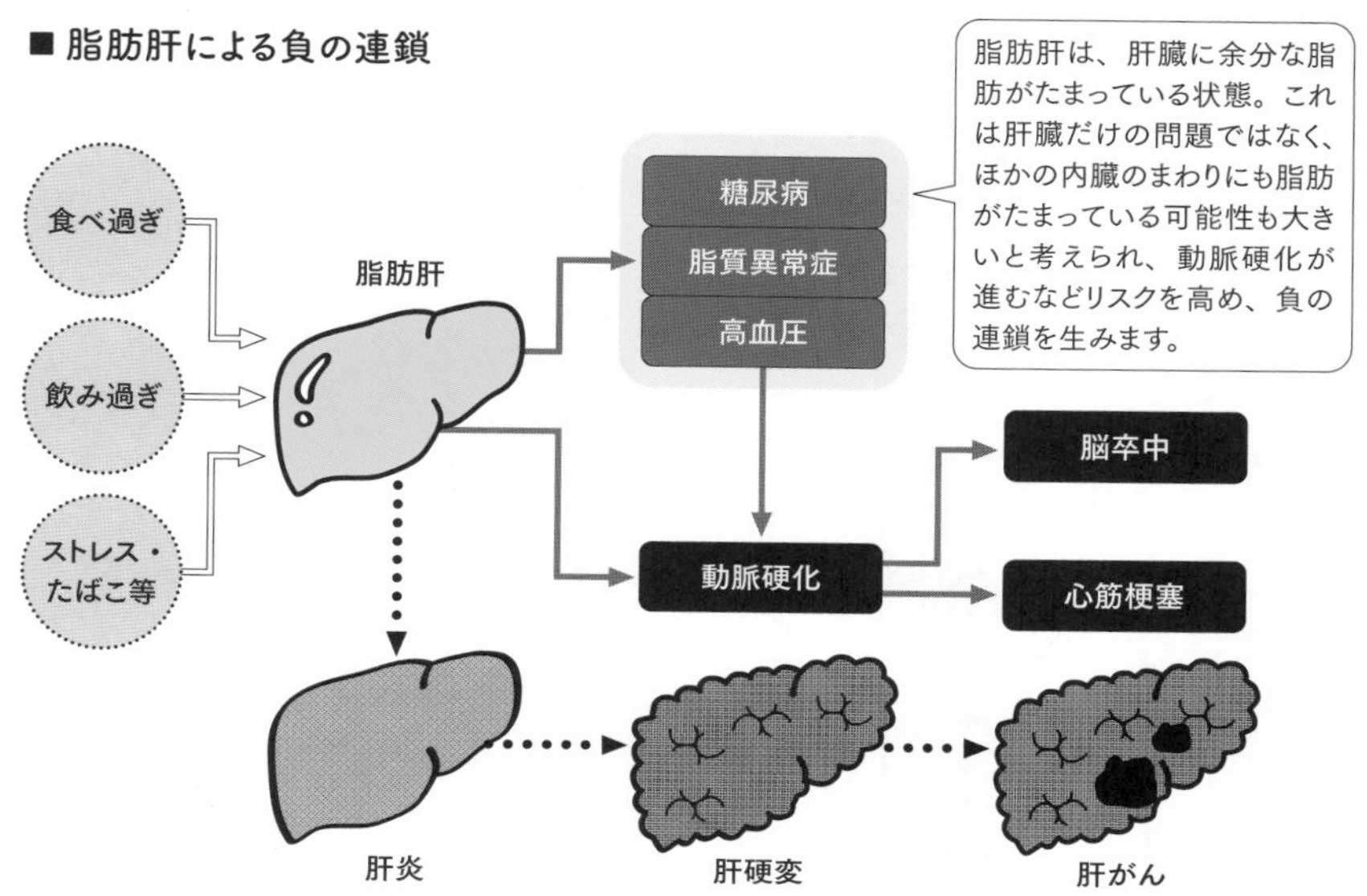

参考：https://www.shaho-net.co.jp/healthup3/autumn.html

肝になるので注意してください。**脂肪肝はインスリン抵抗性を引き起こし、血糖値を上げます。**さらに、脂肪肝は肝臓がんのリスクも。肝機能まで悪化すると、肝臓にブドウ糖を蓄えておく力が弱まり、血糖値がさらに上がるのです。

肥満や脂肪肝は、糖尿病を加速させます。糖質や脂質、お酒の量に注意しましょう！

ポイントとまとめ

◆肥満と脂肪肝は、インスリン抵抗性を引き起こして血糖値を上げる

◆糖質や脂質、お酒の量に注意して、適正体重を維持しましょう

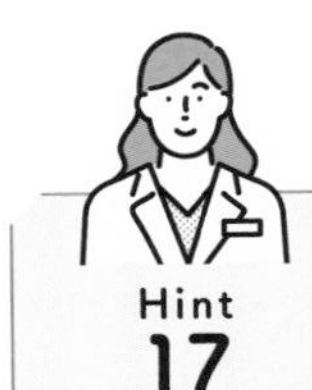

Hint 17

やっかいで大変な血糖値スパイクは、早く見つけて、早く対応

食後の短時間に血糖値が急上昇する**「血糖値スパイク（食後高血糖）」**は、とてもやっかいです。糖尿病と診断されていない人が行う通常の健康診断で調べる空腹時血糖値やヘモグロビンＡ１ｃの測定では数値に表れません。

つまり、**血糖値スパイクによって糖尿病が進行していく「隠れ糖尿病」**の状態ということ。

ここにいたってまだ、「すぐに正常値に戻るなら、大丈夫でしょ？」とは思わないでくださいね。

血糖値スパイクによる血糖値の極端な変動は、血管を傷つけたり、インスリンを大量に放出させたりと、本人も知らないところで、確実に身体へ大きな負担をかけているのです。

血糖値スパイクをくり返す人は、血管のあちこちで少しずつ動脈硬化が進行している状態。血管の壁が傷つくと免疫細胞がそれを修復するために集まり、傷ついた血管壁の内側に入り込みます。それで血管壁が厚くなり、内部は狭くなるのです。その結果、動脈硬化が進み、心筋梗塞や脳梗塞など命にかかわる重大な病気のリスクが高まります。

血糖値スパイクを予防するには、「野菜→肉・魚→ごはんの順で食べる（水溶性食物繊維を摂り、糖の吸収を遅らせる＋インスリンを増やすインクレチン〈194ページ〉の分泌を促して血糖値を下げる）」「朝食を食べる（空腹時間が長いと、次の食事後、血糖値スパイクを起こしやすい〈70ページ〉）」「食後の運動（食休みは血糖値を上げる）」です。

《血糖値スパイクを起こしやすい人の特徴（以下の8問中、〇が3個で要注意）》

□ 親族（祖父母、両親、兄弟姉妹）に糖尿病の人がいる
□ おなかいっぱいまで食べる
□ 食べるのが早い
□ 肥満である
□ 野菜がきらい
□ 運動不足
□ 朝食を食べない
□ 睡眠不足

ポイントとまとめ

◆血糖値スパイクは動脈硬化を進める
◆健診などの通常の血液検査ではわからないので食後血糖値を測ってみて

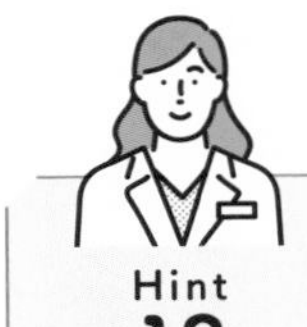

Hint 18

「ピアサポート」で血糖値コントロールという新しい動き

近年、**「ピアサポート」**という言葉を、よく耳にするようになりました。「ピア（peer）」は、「対等な仲間」という意味。つまり、「ピアサポート」とは、**「仲間同士の支え合い」**ということです。同じ病気を患っていたり、同じ立場や境遇だったり、共通の悩みや不安を抱えたりする者同士が、互いに知識や情報を提供し合い、励まし合い、悩みを相談したり、聞き役になったりといった、支え合う活動を指します。

糖尿病において、最も知られるピアサポートのセルフヘルプグループ（自助会）は、**糖尿病「友の会」**（日本糖尿病協会）。糖尿病患者とその家族、医師、看護師、栄養士などの医療スタッフで作られたグループなので、交流を楽しみながら、必要に応じて確かなアドバイスももらえたりします。勉強会や料理教室、患者さん同士の情報交換会、歩く会、旅行など、さまざまな活動を展開しているので、興味があるものに参加してみるといいでしょう。ほかに、奉仕団体**「ライオンズクラブ国際協**

会」のサポートグループなど、いろいろな糖尿病のピアサポートグループがあります。

SNSでも、糖尿病患者が集まって情報交換したり、血糖値や日々の食事を報告し合ったりするグループがにぎわっているようです。数人単位のグループで生活習慣の改善を目指すアプリもあります。これらもピアサポートの一種でしょう。

ただしお互い、経験者や体験者だとしても、専門家ではないので、間違った情報を鵜呑みにして、それに振り回されることのないよう、自分軸をしっかり持つことは大切です。しかし、学んだ知識や経験で得たノウハウ(インプット)を、他人に説明する(アウトプット)という行為は、自分がそれをしっかり覚えたり、考えを深めたりするためにも有効。

また、対話のなかで、新たな学びや気付きも芽生えることでしょう。

専門家の知識と仲間の励ましを両輪に、血糖コントロールを進めていけたらいいですね。

ポイントとまとめ

◆「ピアサポート」は、対等な仲間同士が励まし合い、支え合う活動

◆糖尿病のピアサポートグループは、大小さまざまあるので、のぞいてみるのも良い

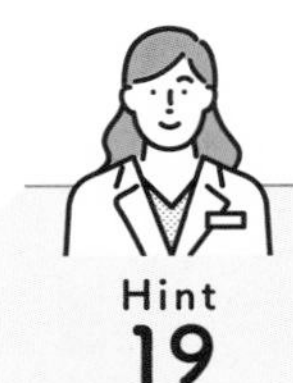

Hint 19

歯周病を治療するとヘモグロビンA1cが下がる⁉ 糖尿病と歯周病の密な関係

「糖尿病になると、歯周病にかかりやすい」という説については、「たしかに、糖尿病になる人は、甘いものが好きそうだよね」と、納得する方も多そうですね。糖尿病で高血糖の状態が続くと、歯茎の毛細血管がモロくなり、歯周病を悪化させます。食習慣や運動習慣の改善は、糖尿病だけでなく、口腔疾患の改善にもなるので一石二鳥ですよ。

その反対に、**「歯周病になると、糖尿病にかかりやすい」**という説もあります。歯周病が進行すると、歯周病菌や炎症を起こす生理活性物質（インターロイキンなど）が全身の血液中を巡り、細胞がインスリンの作用を充分に発揮できない状態にするのです（＝インスリン抵抗性を高めるということ）。

つまり、この状態が糖尿病を引き起こしてしまいます。

もう読者のみなさんは、お気づきになったのではないでしょうか？　歯周病と糖尿病の密接な関係に。そう。「糖尿病を改善すれば、歯周病も改善」し、「歯周病を改善すれば、糖尿病も改善」するんです。

実際に、血糖コントロールがうまくいっていないヘモグロビンA1cが高い糖尿病患者さんのグループに積極的な歯周病治療を行うと、効果を認められるほどヘモグロビンA1cが下がったという複数の報告がされているのです。糖尿病治療中の方は、ぜひ、歯科にも通うようにしてください。

考えてみれば、糖尿病と歯周病には、いくつもの共通点がありますね。例えば、「最初は自覚症状がない」「発見されても放置しがち」「症状が出てからの治療・改善は困難」というところや、どちらも「発症を招く要因として、加齢・喫煙・ストレス・肥満などがある」のも共通しています。そして、どちらも40代からかかる人がグッと増えるところも。

歯周病に関して言うと、近年「歯の喪失防止」は進んでいますが、保持している歯が多いことが、結果的に歯周病にかかる歯の数を増加させているという悩ましい事態が起こっています。大切なのは、歯を残すことだけではないのです。

ポイントとまとめ

◆糖尿病になると、歯茎の毛細血管がモロくなり、歯周病を悪化させる
◆歯周病になると、インスリン抵抗性が高くなり、糖尿病にかかりやすくなる

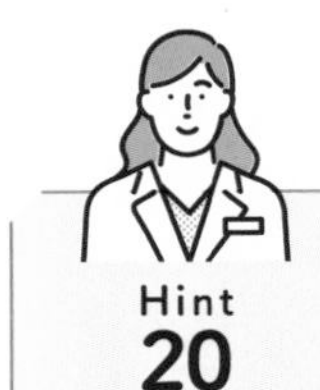

Hint 20

知ってるつもり!? 血糖値vs.ヘモグロビンA1c 知っておくべきなのは食後血糖値

血糖値とヘモグロビンA1c。 糖尿病の方、糖尿病予備軍の方には耳になじみのある言葉でしょう。ただ、いまだに「血糖値とヘモグロビンA1c、どちらが大事なの？」なんて言う方もいらっしゃるので、ここでしっかり復習してもらい、病院を受診する際のポイントを伝えたいと思います。

まず、「血糖値」について。**「血糖値」とは血液中のブドウ糖の濃度**です。健康な人の場合、空腹時は70〜109mg／dlが正常値です（普通は100mg／dlを超えません）。食後は食べ始めてから1時間から1時間半のピーク時に、140mg／dlを超えることは、普通はありません。

一方の**「ヘモグロビンA1c」は、過去1〜2カ月間の血糖値の平均を反映したもの**です。健康な人は、ヘモグロビンA1cが6%を超えることはありません。空腹時血糖が110〜125mg／dlのときと、ヘモグロビンA1cが6%以上になったときには、糖尿病を疑い、75g経口ブドウ糖負荷試験（OGTT）という精密検査を受けることが推奨されています。

糖尿病になるときは、先に食後血糖値が高くなり、続いて空腹時血糖値が高くなっていくのが一般的です。**そのため、健康診断などで空腹時血糖値だけを測っていると、「食後高血糖」（血糖値スパイク）に気づくのが遅くなります。**食後の血糖値が１４０mg／dl以上あっても、食前に血糖値が正常範囲まで改善していると、ヘモグロビンＡ１cが高くならないからです。

しかし、食後高血糖の状態が続くと、空腹時血糖値も上がってきて糖尿病へまっしぐらなので、空腹時血糖値が１１０mg／dlを超えている場合やヘモグロビンＡ１cが６％を超えているときは、ぜひ、ＯＧＴＴを受けてください。というのも、ヘモグロビンＡ１c７％は、食後血糖１８０mg／dlに相当しますが、実際に食後で病院を受診して血糖値を測ると２００mg／dlを超える人が多いからです。

というわけで、ヘモグロビンＡ１cも血糖値も両方大事！

病院を受診するときには、ぜひ食後に採血してみてください。

ポイントとまとめ

◆糖尿病になるときは、一般的に食後血糖値→空腹時血糖値の順で高くなる

◆食後血糖値を知るべき。空腹時血糖値を測るだけでは「食後高血糖」に気づきにくい

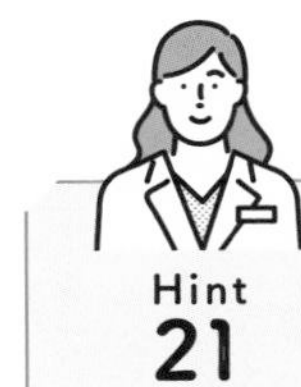

Hint 21

糖質は敵じゃない！ 適量の炭水化物は、クリーンエネルギー

近年、「健康の敵」扱いされがちな炭水化物ですが、人の体のエネルギー源となる大事な栄養素です。たんぱく質や脂質よりも速くエネルギーとして利用でき、適量でさえあれば、クリーンエネルギーであることも、改めて知って欲しいと思います。

炭水化物を構成しているのは、糖質と食物繊維です。食物繊維は、糖や脂肪の吸収を緩やかにしたり腸内環境を整えたりと、体に良い影響を及ぼしています。一方、糖質は、ブドウ糖や果糖などの単糖類、ショ糖や乳糖、麦芽糖などの二糖類、でんぷんなどの多糖類を総称したもの。分解されて単糖類になり、エネルギー源として全身で利用されます。

特に脳のエネルギー源はブドウ糖だけです。体全体の約20％を脳が消費します。１日で換算すると約１２０ｇ。粉末状のブドウ糖だと、大さじ１杯で約９ｇなので、１日大さじ約13杯が脳で消費されています。多くてビックリですね。糖質制限でブドウ糖が不足すると、頭がぼんやりする、イライラするなどの症状が出ることがあるほか、筋肉でも大きな問題が起こっています。

人の体では、筋肉や肝臓に貯蔵されたグリコーゲンがブドウ糖に分解され、血糖値を維持するために全身でエネルギー源として使われます。

しかし、糖質不足でグリコーゲンの貯蔵が尽きると、筋肉や脂肪細胞に含まれる脂肪酸が代謝され、ブドウ糖の代わりにエネルギー源として利用されるのです。

さらに、**筋肉のアミノ酸を利用して、肝臓が糖を産出することで血糖値を維持するなど、人間の体は筋肉を犠牲にしても、血糖値を維持しようとします。そして、筋肉が痩せてしまうと、本来の役割である糖の吸収能力が減少。それによって血糖値が上がりやすくなるのです。**

最近、痩せた女性の糖尿病リスクが高いことがわかって話題になりましたが、筋肉量の減少がその一因と言われています。

糖分は、適量であれば、けっして敵ではないのです。

ポイントとまとめ

◆適量の炭水化物は、たんぱく質や脂質よりも速く利用できるクリーンエネルギー

◆糖質不足は、脳や筋肉に影響し、筋肉本来の役割である糖の吸収能力も低下させる

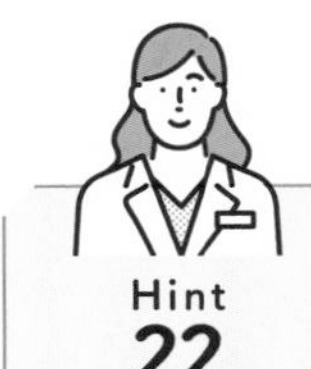

Hint 22

「糖質コントロール」の時代が来た！「糖質制限」も「カロリー制限」も、もう古い！

糖質制限のブームが去ってくれたことには、糖尿病専門医としてホッとしています。たしかに、**糖質制限で血糖値が上がりにくくなりますが、主食を控えた分、たんぱく質や脂質、塩分が過剰になって死亡率が上がるというデータもたくさん出ています。**また、たんぱく質を摂り過ぎると腎臓に負担がかかるので、糖尿病腎症が出始めている人は要注意です。

脂質は、中性脂肪や悪玉コレステロールを増やすので動脈硬化まっしぐらだし、中性脂肪が脂肪肝を引き起こして肝臓がんのリスクも、さらに、尿酸値も上がりやすくなります。

そして、糖質制限で痩せたと喜んでいる方には申し訳ないのですが、**実際は、肝臓や筋肉にあるグリコーゲンが分解されるときに、水分が一緒に抜けているから、その分、体重が減っただけ**なんです。減量なら運動も一緒に頑張り、筋肉をつけるほうがいいと思います。その筋肉が脂肪を燃やし、糖を吸収するのですから。

そもそも脂肪が燃焼されて体重が減るのは、摂取カロリーと消費カロリー、基礎代謝のバランスで、摂取カロリーが劣ったとき。糖質は1g当たり4kcalですが、脂質は8kcalと倍もあります。糖質を制限しても脂質を制限しても、どちらもカロリーがあるので、結局はそれぞれの総量で体重は変化するので、糖質も脂質も適度に摂るほうがストレスもありません。

血糖値を良くする最新のやり方は、**「糖質コントロール」**です。

これは、**朝昼晩の食事、1食当たりの糖質を同じくらいにとどめるという考え方。**脂質を摂り過ぎない限り、食後の血糖値は、糖質の量で決まります。食後の血糖値を安定させるために糖尿病の薬を飲んでいるのであれば、その効き目を一定にし、体重を増やさないためにも糖質量を一定にしましょう。その場合、主食の糖質量は1食当たり50g程度が適量。一般的な食事では、主食以外の糖質を20gとみるので、合計で70gとし、糖質を控えたいときは、主食以外の糖質を少なくする努力をしてみてください。

ポイントとまとめ

- 糖質制限はおかずが増え、たんぱく質や脂質などが増えるため体に負担がかかる
- 1食の糖質量を決め、食後血糖値を安定させるのが「糖質コントロール」

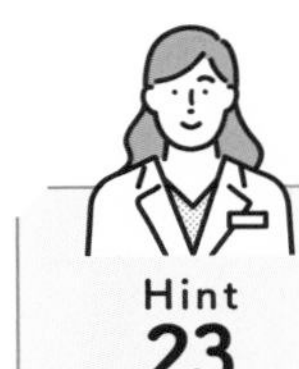

Hint
23

「糖尿病予備軍」は最後のチャンス 本当の危うさとは!?

糖尿病の診断には、血液検査でヘモグロビンＡ１ｃと早朝空腹時血糖値、７５ｇ経口ブドウ糖負荷試験（７５ｇＯＧＴＴ）での血糖値、及び、随時血糖値の４つの項目を測定します。これらの検査で出た数値が健常な場合よりは高く、糖尿病の基準よりは低いという人は、**「境界型糖尿病」**、俗に言う**「糖尿病予備軍」**です。医学的には空腹時血糖値が１１０〜１２５mg／dlを「空腹時血糖異常」と言い、糖尿病の発症リスクが高いとされています。７５ｇＯＧＴＴ２時間値１４０〜１９９mg／dlを「耐糖能異常」と言い、心血管疾患のリスクが高いとされています。

この「糖尿病予備軍」の時をどう過ごすかで、その後の人生が変わると言っても過言ではありません。なぜなら糖尿病は、一度発症すると完治はしませんが、糖尿病予備軍のうちであれば、発症をくい止めることができるからです。だから、もし、健康診断などで糖尿病予備軍だと言われたら、「まだ大丈夫」と思わず、「これが最後のチャンス」と思ってください。気を引き締めて血糖コントロールに励んでほしいのです。ところが、これが難しい……。

糖尿病は、**「サイレント・キラー」「沈黙の病気」**と呼ばれる病気です。自覚症状がない状態で医師から「糖尿病です」と宣告されても、患者さんはリアリティを感じにくいのでしょう。治療しないまま高血糖の状態が続き、重大な合併症を引き起こすのです。そうなってからではもう遅い！

しかし、実際には、健診などで「糖尿病の疑いあり」とされた人のうち、その後、医療機関にかかって治療している人の数は半分にも満たないという、国民健康・栄養調査の結果もあります。そして、「軽症の耐糖能異常であっても累積死亡率は健常者に比較して2倍以上である」（健康日本21）とされているのです。つまり、**糖尿病予備軍と言われたら、のんびりかまえている余裕はありません。**毎日の体重測定と、その記録（折れ線グラフ化するとなおよし）を始めましょう（164ページ）。そして、少しでも早めに糖尿病専門医のドアをたたいてくださいね。一緒に「脱・予備軍」を目指しましょう！

ポイントとまとめ

◆「糖尿病予備軍」のうちであれば、糖尿病の発症をくい止めることができる

◆毎日の体重測定と記録（折れ線グラフにする）を始めましょう

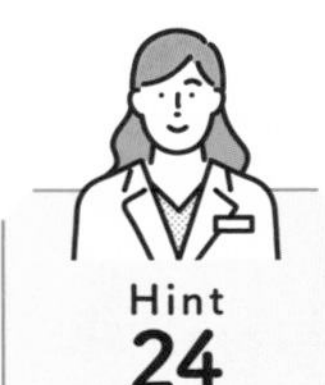

Hint 24

「糖尿病だから、長生き！」に変えていこう！

「一病息災」という言葉をご存じですか？　「無病息災（病気にならず、健康で長生きすること）」をもじって作られた造語で、**「一つ病気を抱えていれば、病院にも定期的に通い、健康に気をつけるようになる。結果として、一つくらい病気を抱えていたほうが長生きできること」**を意味しています。

ふむ。たしかに、一理ある？……ない？　うーん……。糖尿病を抱えている人が、持病のない健康な人よりも元気に長生きできるわけないでしょ……と考えるのが普通です。

でも、本当にそうでしょうか？

糖尿病の患者さんは1～2カ月に1度は病院で血液検査も受けるし、その時に健康のことで心配があれば、医師に相談もできますよね。それに、医師が体調の変化を継続的に診ているから、変化にも気づいてもらいやすいという環境にあります。つまり、何かあったときに「早期発見・早期治療」しやすいんです。

ただ、時々、通院しているからと言って、健康診断を全く受けない患者さんもいらっしゃいます。血液検査では、例えばがんなどの悪性腫瘍はわかりません。特に女性は乳がん検診や婦人科検診も忘れずに受けましょうね。油断大敵です。

そして、ずっと健康な方は、往々にして病院嫌いの方が多いように感じますし、自分の健康について過信している方もいるかもしれません（もちろん、人一倍、健康に気を使って、病気予防に心がけている方もたくさんいらっしゃいますね）。

今、糖尿病や糖尿病予備軍で血糖値を下げるために頑張っているみなさん、病気があることは決してマイナスではなく、長期的にみてプラスになることも多いんですよ。私も1型糖尿病患者として、血糖のコントロールをしながら、この病を得たことはマイナスではなく、一つの財産だと前向きに考えるようにしています。そして、みなさんとともに、**「糖尿病だから、長生き！」**に、変えていければと願っています。

ポイントとまとめ

◆病気を抱えていることを「一病息災」と前向きにとらえましょう

◆毎月の通院だけでなく、定期的な健康診断も大切。早期発見・早期治療で

第2章

血糖値を上げない「食べ方」と「飲み方」

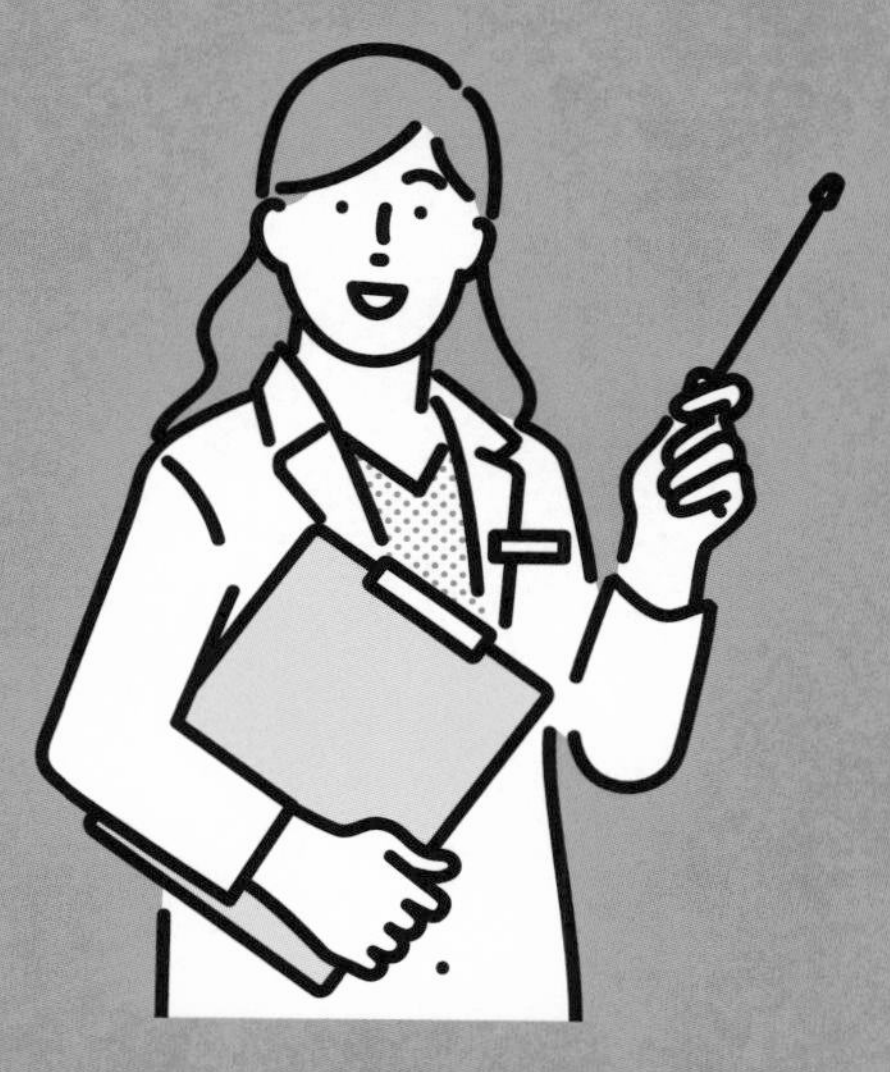

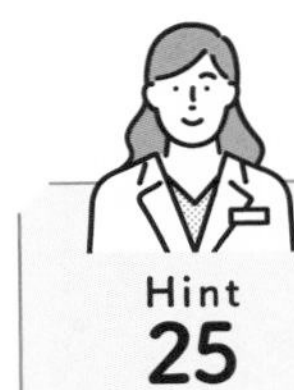

Hint 25

糖尿病だからこそ、「食べたい」に打ち克つ私流のコツ

人は、「絶対に笑ってはいけない」と言われると、ささいなことで笑ってしまいます。『ツルの恩返し』や『浦島太郎』でも、「開けないで」という約束を守れませんでした。人は、自由を制限されると、かえってそれに反発するもので、これを「カリギュラ効果」と言うそうです。

つまり、高カロリーのものや甘いものは食べないぞと強く思えば思うほど、逆に食べたくなるのは、仕方のないことかも……。とはいえ、1型でも2型でも、糖尿病になると、食事制限がどうしても付いてまわります。悩ましいことです。

そこで、**1型糖尿病歴30年の私が実践している「食べたい」に打ち克つワザ**をご紹介します。

血糖値を下げようと思うと、まずは甘味を減らそうとしますよね？　でも、煮物などには砂糖やみりんで甘味を加えないと、いまいちしまらない……。甘味も、とても大事な美味しさの要素であり、満足感のもとです。そんなときは、**羅漢果**や**アスパルテーム**など、血糖値に影響しない甘味料を使って甘味を楽しんでください（126ページ）。最近は糖質ゼロのみりんも発売されていますよ。「美味しさ」をがまんするから、「食べたい」気持ちがおさまらないんです。せっかくなら、美味しく、楽しく、満足いく食事をしたいですからね。

また、糖尿病があると、高血圧になりやすいですし、**糖尿病の合併症予防のためにも減塩に気をつけましょう。**減塩の醤油やソース、塩分自体が少ない塩も発売されていますよ。塩分を控えた炒め物にコショウを多めに振ったり、塩分控えめのおみそ汁に七味唐辛子、サラダにクミンを加えたりするのもおすすめですし、だしをしっかり効かせるのも効果的です。

そのほか、私がこだわっているのは、**食事の「見た目」**。主食の量を減らすときには、子ども用のお茶碗に替えたり、小ぶりな陶器のお茶碗でお気に入りを探してみたりすると、量が減ったさみしさを感じなくてすみます。箸やランチョンマットにこだわるのも素敵ですし、家族や友人と一緒の食事は何にも代えがたい楽しみになります。

ポイントとまとめ

◆血糖値に影響しない甘味料を使って、「美味しい」と「食べたい」を満足させる

◆減塩調味料やスパイス、食器にこだわって、楽しく「食べたい」に打ち克つ

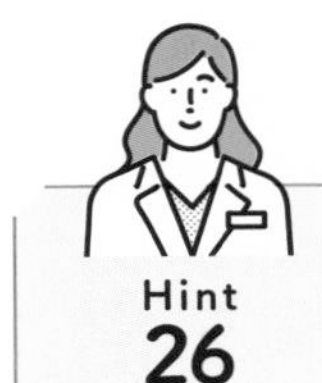

Hint 26

血糖値を上げる、美味し過ぎる「悪魔の料理」とは!?

肥満・糖尿病の人を魅了して止まない、美味し過ぎる**「悪魔の料理」**というものが存在します。それは、フランス料理のフルコースでも、高級料亭の和食でもなく、気軽に一人でお店に入れて、誰の目も気にすることなく、心おきなく大口を開けられる料理です。

糖尿病を招く悪魔の料理の条件とは、次の3つ。

①糖質やカロリーのかたまりで、食物繊維が少ない。

②早食いでも呑み込めるほど柔らかい。

③余計な副菜のない、単品料理。

血糖値を上げるのはやはり糖質ですし、早食いは食後血糖値をはね上げます。柔らかく、料理の

■ 悪魔の料理トップ5

ピザ	糖質たっぷりのピザシートの上に高カロリーのチーズ、オリーブオイルがかかっていたりしたら、血糖値も上がるし肥満にまっしぐらです。
餃子	主菜（肉などたんぱく質中心のおかず）ですが、油で焼かれた厚めの皮は、糖質と脂質のダブル爆弾です。ツルンと一口で頬張れ、しかも一個のサイズが大きめ、細かく刻んだタネは柔らかいので、噛まずにどんどん丸呑みできます。
カレー	おデブタレントの先駆けとして人気があった某タレントさんの「カレーライスは飲み物」という言葉は有名で、この料理の怖さを如実に示しています。カレールーのとろみは、油脂と小麦粉が合わさったもの。高カロリーの料理があっという間に完食できてしまい、ついついおかわりを繰り返してしまうのです……。
天丼	天ぷらの具材はエビなどの魚介類や野菜ですが、衣がクセモノ。カラッと揚がっていれば吸油量は減りますが、それでも糖質、カロリーともに高いです。さらに、ご飯にかかる甘めのタレも合わせると、衣・ご飯・タレの糖質三重奏となります。せめてもの抵抗で、「ご飯は少な目に」と注文しても、血糖値は正直ですから……。
カツ丼	脂身たっぷりのロース肉を衣に包んで揚げたカツ。大きめにカットして甘めの煮汁で煮込みますから、衣も柔らかに。そして溶き卵。厚生労働省も、健康な人は食物のコレステロールをあまり気にする必要はないと言っていますが、糖尿病の場合、脂質異常症を合併していることも多いので、気にしましょう。

数が少なければ、よく噛まず、何も考えず、ひたすら口に入れることができますよね。

悪魔の料理の食材になる、「糖質三銃士」といえば、**砂糖、白米、小麦粉**の3つ。これに、ラードやバター、チーズなどが加われば、高糖質・高カロリーの、悪魔の料理が生み出されます。

これで食後に甘いアイスクリームやフルーツを食べれば、言うことなしの、悪魔の料理、殺人フルコースですね。

ポイントとまとめ

◆糖質の量が多過ぎる料理は、食後血糖値をはね上げる

◆糖と油の組み合わせ、しかも柔らかく、かき込みやすい料理は「悪魔の料理」

Hint 27

ニセ科学に惑わされちゃダメ！ 患者をミスリードする「フードファディズム」に要注意

「朝バナナで女優がマイナス○kg」「玉ネギで血糖値ダウン！」……マスコミやSNSなどで、ダイエット効果や健康効果が話題になった数々の食品たち。やってみたという方も多いでしょう。でも、あなたの体重は落ちましたか？　血糖値は？　血圧は？　いかがでしたか？

ここは、糖尿病専門医として、ハッキリ言わせていただきます。**一つの食品や成分が「体に良い・悪い」なんてウソ！　この世には「魔法の食材」も「不老不死の実」もないのです。**

例えば玉ネギ。1995年、動物実験によって、玉ネギの含有成分が血糖値を下げることが発見されました。それを一部のマスコミが勝手に解釈して報道したため、まるで玉ネギだけで血糖コントロールができるというような誤解を生んだのです。しかし、フタを開けてみれば、実際に血糖値を下げるほどの効果を人間が得るためには、玉ネギが1日50kgも必要になることが判明。これまでに騒がれた「○○に効く」と言われた他の食品も、真相は似たり寄ったりです。

このように、たった一つの食品について過大評価したり、逆に健康を害すると信じたりすることを**「フードファディズム」**と言います。1952年、米国のマーティン・ガードナー氏の著書に登場した言葉です。日本に入ってきたのは、90年代後半とされています。

フードファディズムは、納豆、バナナ、ヨーグルトなどを善玉視し、バター、コーラ、食品添加物などを悪玉視する傾向にあります。それを鵜呑みにすれば、一つの食品を過剰摂取し、偏った食生活に陥ってしまうなど、糖尿病患者をミスリードする恐れもあるのです。

「痩せたい」「健康で長生きしたい」「病気を防ぎたい、治したい」ということは、多くの人が願うことでしょう。そして、「しかも楽な方法で！」というのは、もっと多くの人の願いでもあります。

フードファディズムは、そんな心理につけ込む**「悪魔のニセ科学」**なのです。このようなウソ、ニセ情報に、私は糖尿病専門医として、声を大にして渋谷スクランブル交差点の真ん中で叫びたくなります。「信じちゃダメ！　絶対!!」

ポイントとまとめ

- ◆フードファディズムは、一つの食品を過大評価したり、害があると信じたりすること
- ◆一つの食品の過剰摂取や偏った食生活は、糖尿病患者をミスリードする恐れも

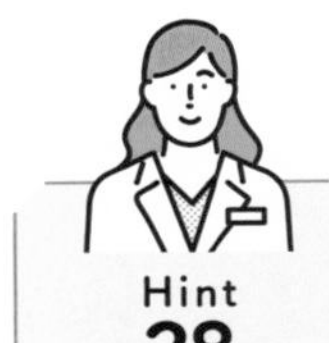

Hint 28

「時間栄養学」で体を整える！朝食ヌキは血糖値も血圧もアゲアゲ！

私は、朝食を絶対に食べる派です。美味しい玄米を見つけてから、夜寝る時にはすでに、翌日の朝ごはんが楽しみで楽しみで〜（笑）。

では、なぜ朝食を食べるべきなのか？　朝食を食べるべき理由を、**「時間栄養学」**に基づいてお答えしましょう。「時間栄養学」とは、「いつ食べるか」「いつまでに食べるか」など、「時間」が栄養の効果や健康にどんな影響を与えるかを研究する学問です。例えば朝食を摂らず、昼まで食べないとどうなるのか？　これを時間栄養学の視点で説明しましょう。

まずは朝食と血糖値の関係について。例えば夜8時に夕食を摂り、翌朝、朝食を摂らずに16時間後、白米のごはんたっぷりの昼食を食べると、血糖値ははね上がり、高血糖を招きやすいことがわかっています。**でも、朝食を午前6時に摂っていれば、12時の昼食までは6時間。空腹時間を短くすることで、昼食時の血糖値上昇が緩やかになるのです。**

そしてもうひとつ、「時間栄養学」の大きなポイントになるのが**「体内時計」**。「体内時計」とは、私たちの体の中の時間のリズムを刻むメカニズムの軸です。ところが、**この「体内時計」と実際の時間の間は、1日で10分ほどズレています。これをリセットして調整するのが太陽の光と朝食の刺激なのです。**つまり、朝食を抜くと、1日10分のズレがリセットされず、体内時計は時差ぼけを起こしてしまいます。これが1日だけのことならまだしも、2日、3日……と続くと、時差ぼけはひどくなり、肥満や糖尿病などの代謝障害、睡眠障害、うつ病、免疫・アレルギー疾患なども引き起こすというのです。

さらに、残念ながらメカニズムはまだ解明されていないものの、朝食抜きが血圧を上げることもわかっています。1週間当たりの朝食摂取回数が少ないと、高血圧などが原因となる脳卒中のリスクが高くなる研究結果もありますよ。

ポイントとまとめ

◆朝食を抜くと昼食後の血糖値が上がり、血圧も上がる
◆朝食には、実際の時間と体内時計のズレをリセットする働きがある

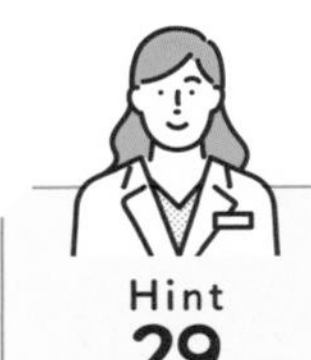

Hint 29

「低GI食」をどう取り入れていくか？

「GI（グライセミック・インデックス）」とは、その食品が食後に血糖値をどれくらい上げるかを数値化したものです。高GI食品は、食後の血糖値が急上昇しますし、低GIだと緩やかな上昇になることが期待できます。GIは糖質や食物繊維の量の影響を受け、糖質の多い穀物は高く、たんぱく質の豊富な肉や魚、乳製品などは低いのが一般的です。食物繊維の多い野菜もおおむね低いですが、いも類など、でんぷん質の豊富な高GI野菜もあります。

GIは、1981年に提唱されて以来、糖尿病予防効果について信頼度の高い「コホート研究（追跡研究）」がいくつも行なわれており、低GI食品に多く含まれる**食物繊維が糖尿病予防に役立つ**のではと期待されています。

ただ、**GIは調理法で変わるという特性があります。**例えば、生だとGIが55で低GIのサツマイモでも、蒸す、ゆでるという調理法では40〜50ですが、焼くと80〜85、油で揚げると70〜80にな

GI値は低・中・高と3つに構成され数値で分類されています。低GI食品とは、一般的にGI値が55以下の食品を指します。

低GI ► 55以下

中GI ► 56〜69

高GI ► 70以上

■ 食品GI値分類表

	低GI	中GI	高GI
穀類	そば、スパゲッティ、押し麦、春雨	玄米、コーンフレーク	白米、パン、餅、煎餅、粥、赤飯、バターライス
果物	リンゴ、イチゴ、メロン、グレープフルーツ、ミカン	パイナップル、柿、ブドウ	果物ジャム、缶詰
野菜	葉物野菜、ブロッコリー、ピーマン、キノコ	サツマイモ	ジャガイモ、サトイモ、ナガイモ、ニンジン
乳製品	牛乳、チーズ、ヨーグルト、バター	アイスクリーム	練乳

参考：山梨県厚生連

り、ごはん(精白米)やパンと変わらなくなります。これは、長い時間をかけて加熱する焼きいもの場合、でんぷんの多くが麦芽糖に変化して、吸収されやすくなっているからです。糖尿病の食事療法にGIを取り入れるのも良いと思いますが、調理法には注意しましょう。

なお「○○は高GIだからダメ」ではありません。「多様な食品をバランス良く」が食事の基本です。

ポイントとまとめ

◆「GI」とは、食品が食後の血糖値をどれくらい上げるかについて数値化したもの

◆糖尿病の予防にGIが役立つと期待されているが、調理法には注意が必要

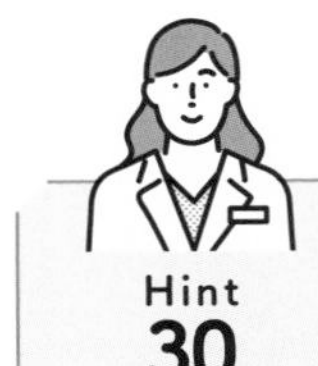

Hint 30

糖質ゼロ、糖質オフ、糖質カット みんな違って、みんないい？

お菓子やビールなどの食品には、「糖類ゼロ」「糖質○％オフ」などの表示があります。

まず「炭水化物＝糖質＋食物繊維」であり、「糖質＝炭水化物－食物繊維」です。糖質には、砂糖やブドウ糖、果糖の「糖類」、でんぷんやオリゴ糖の「多糖類」、キシリトールやエリスリトールの「糖アルコール」が含まれます。

よく皆さんが間違えるのが**「糖質」**と**「糖類」**。

「糖質ゼロ」は、血糖値を上げる要素がなく、血糖値は上がりません。食品100g当たり0・5gまでは「ゼロ」と表記できるので、完全にゼロではありませんが、血糖値は心配しなくてOK。また、「糖質ゼロ」は、糖類も多糖類も糖アルコールもないので、カロリーはないけれど甘みもなく、代わりに人工甘味料で甘くしてあります。

一方、**「糖類ゼロ」**はどうでしょう。血糖値を上げる「糖類」がない「糖類ゼロ」は大丈夫そうですが、血糖値を上げる他の糖質が入っていることがあります。糖質表記がないこともあるので注意。

次に**「糖質オフ」**。食品100g当たり5g以下を「オフ」と表記できるので、「糖質オフ」も「糖類オフ」も200g食べたら糖質は最低でも10g含まれます。10gでも決してバカにはできません。昔から販売されている「糖類オフ」のチョコレートは、普通の甘いチョコを食べるよりもいいのですが、血糖値は上がりますよ。ちなみに食物繊維は血糖値を上げません。オリゴ糖やキシリトール、エリスリトールも同様です。

「ゼロ」や「オフ」などのいろいろな表示に混乱しますよね。食品に含まれないのが「ゼロ」や「ノン」「レス」など、含まれるけど低いのが「ひかえめ」や「ライト」など、通常の食品より減らしたのが「○%カット」「○%オフ」「ハーフ」など。細かな決まりがありますが、**一番簡単でおすすめなのが、食品のパッケージに記載されている「栄養成分表示」の糖質を見ることです。**糖質の表記がない時は、炭水化物を見る習慣をつけましょう。間食なら糖質または炭水化物10g程度にとどめる習慣を。

ポイントとまとめ

◆糖質、糖類の違い、表示の違いによる血糖値への影響を知ろう

◆栄養成分表示の「糖質」または、「炭水化物」を見る習慣をつけて

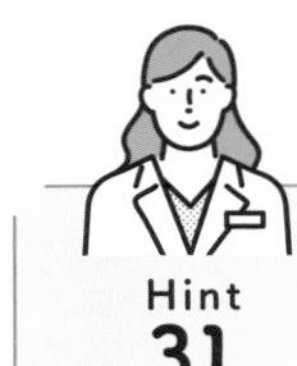

Hint 31

食後の血糖値をはね上げる、ガッツリ系「脂の罪」

実は、糖尿病の方の場合、血糖値を上げるのは炭水化物（糖質）だけではありません。脂質も血糖値の上昇に影響を与えるのです。

確かに健康な人は、食事に脂質が含まれていても、ちゃんと適切にインスリンが分泌されるので、血中の糖質は細胞に取り込まれ、食後でも血糖値のグラフはフラットになります。

一方、糖尿病の方は、そうはいきません。脂質の多い食事をした後の長時間にわたる高血糖が目立ちます。脂質に含まれる脂肪酸によって、インスリンの効き目が落ちるからです。イメージとしては、さっぱりした食事の後の血糖値は、2〜3時間で元の数値に戻るのに、高脂肪な料理を食べた後の血糖値は、長いと4〜5時間も高いまま……。さらに、「糖質＋脂質」ガッツリの料理は、特に食後の血糖値が高〜く&長〜くなるので要注意！

私の診ている患者さんには、食後の血糖値を測ってもらうのですが、「いつもよりやけに高い」

■脂質、たんぱく質もブドウ糖に変化

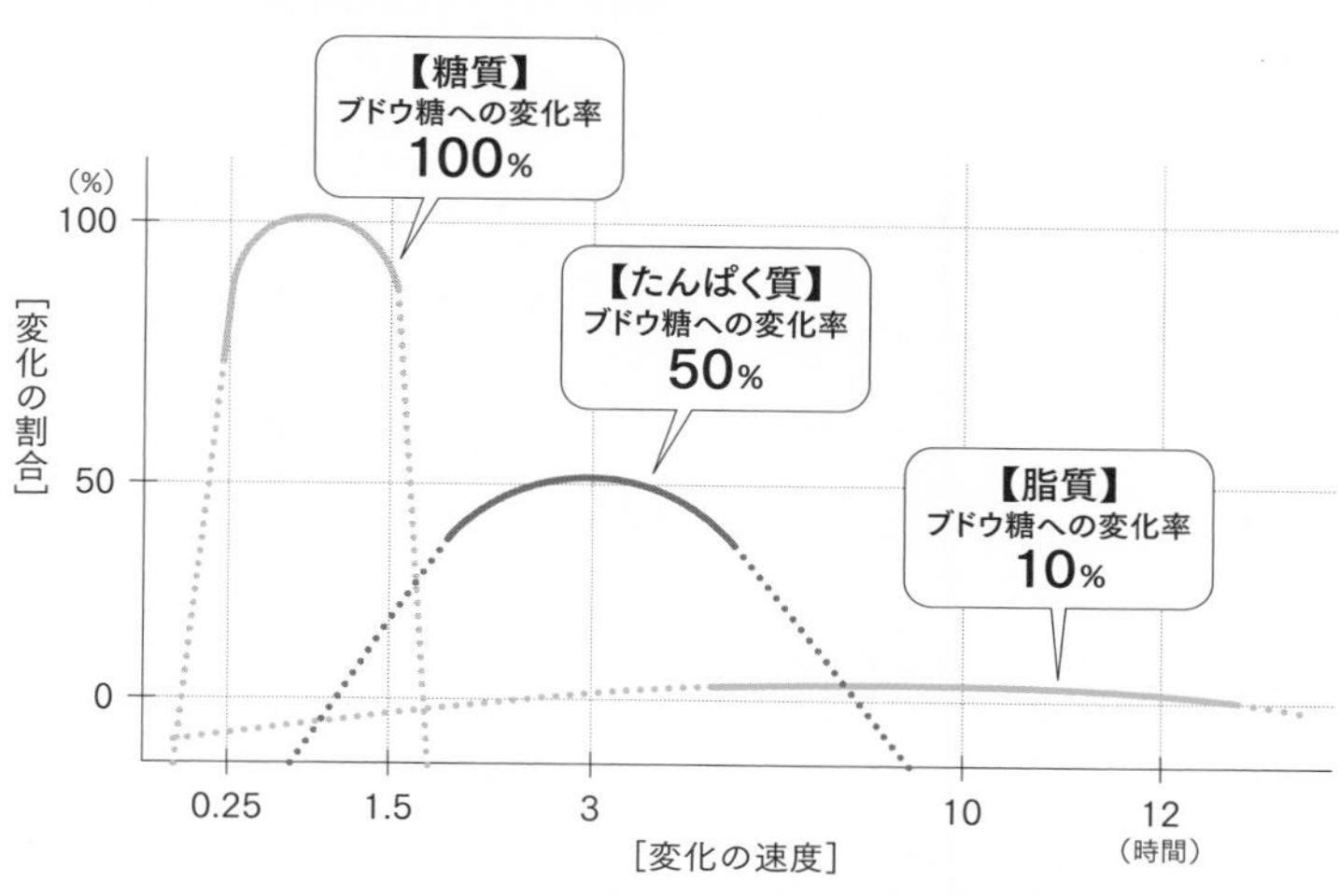

参考：「糖尿病教室パーフェクトガイド」池田義雄＝監訳（医歯薬出版刊）

「食後、結構、時間が経っているのにまだ高い」ときは、たいてい豚骨ラーメンや牛丼、天丼、カツ丼など「糖質＋脂質」ガッツリメニューのとき。

カレーやハンバーグ、チャーハン、餃子など、食材の脂質が多めのものから、調理の時に油を多く使うものまで、ガッツリ系にもいろいろあります。油大さじ1杯は、約100kcal。調理に使う油の量も注意が必要ですよ。

ポイントとまとめ

◆脂質を食べて血糖値が上がらないのは、健康な人の場合

◆豚骨ラーメンやカツ丼など「糖質＋脂質」ガッツリは、食後血糖が長い間、高い

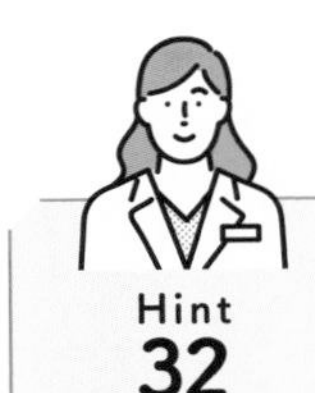

Hint 32

トクホを賢く利用して、血糖値を下げましょう！

コンビニなどで、トクホマークのついた清涼飲料やヨーグルトを見かけませんか？　**トクホは「特定保健用食品」の略称**で、科学的に保健効果の認められた食品成分がきちんと含まれていて安全であるとメーカーが申請し、国が審査して許可したものです。血糖値を改善したい人は、このトクホをうまく利用しましょう。

トクホにある「食後の血糖値の上昇を穏やかにする」というフレーズ、血糖値が気になる人には魅力的ですよね。この表示があるトクホは、75gブドウ糖負荷試験などで境界型糖尿病（いわゆる糖尿病予備軍）と診断された人、または、食後の血糖値が高めの人を対象におこなわれた試験の結果をもとに作られています。多くは、**難消化性デキストリンを主成分としている食品**で、お茶や粉末などです。難消化性デキストリンは水溶性食物繊維なので、小腸での糖の吸収を抑えて食後の血糖値の上昇を穏やかにすることがわかっています。水溶性食物繊維は善玉菌のエサにもなるので腸内環境も整えやすく、血糖値の改善も期待できそうです（96ページ）。

トクホを利用するときに注意してほしいのは、トクホの効果は、境界型糖尿病のような軽度の糖尿病の人で確認されたものであるということ。ヘモグロビンA1c6・5％未満の人や血糖値を下げる薬を使ってヘモグロビンA1c6・5％未満の人も、効果は期待できます。αグルコシダーゼ阻害薬（196ページ）よりも効果は劣りますが、似たイメージで血糖値を下げます。

そして、**効果を最大限に発揮させるためには、食事の前に摂取することが大切です。**お茶の場合は食前、せめて食べ始めのときに集中して飲みましょう。

もちろん糖質を摂り過ぎれば、トクホの効果は簡単に打ち消されるので過信は禁物です。たくさん摂っても病気が治るわけではありません。薬ではなく、あくまで健康を補助するものであり、いろんな食品をバランスよく組み合わせた食生活が、健康的な体づくりの基本であることを忘れないでください。

ポイントとまとめ

◆血糖値を下げるトクホは、適量を適切なタイミングで摂るのがポイント
◆ヘモグロビンA1c6・5％未満の人は、トクホの効果が期待できる

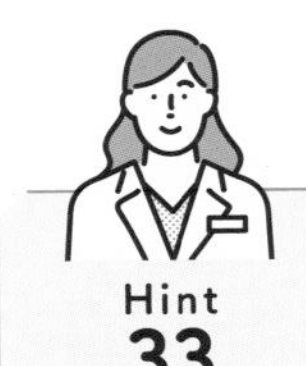

Hint 33

リアルです！糖尿病歴30年の工夫が詰まった「私の食事」

私は11歳の時から1型糖尿病なので、食事の糖質量に合わせてインスリンの量を決め、毎日、インスリン注射を打っています。食事とインスリンの量のバランスがとても大事で、どちらかが勝つと、高血糖だったり、低血糖だったり……。食事に含まれる糖質量をなるべく一定にしたほうが血糖値も安定するので、朝食と夕食は、糖質量を固定しています。

朝食は気分で2パターン。

①お気に入りの玄米100g、納豆（たれは半分）、**インスタントみそ汁**（糸寒天と難消化性デキストリンの粉末をプラス）、**野菜は作り置きのもやしとニラのナムルで、糖質の合計は約40g。**

玄米、糸寒天、難消化性デキストリン、野菜は、どれも食物繊維が豊富なので、食後の血糖値が上がりにくくなるし、整腸作用があります。

玄米は癖があるので、美味しいお気に入りのものを見つけることも大事です。私が出会ったのは、

朝食 ①：せわしない朝は、インスタントみそ汁を使ったり、前日、多めに作っておいて温め直したりと、なるべく手をかけないよう工夫しています。糸寒天はサッと溶けるので、口当たりも気にならず、おすすめです。

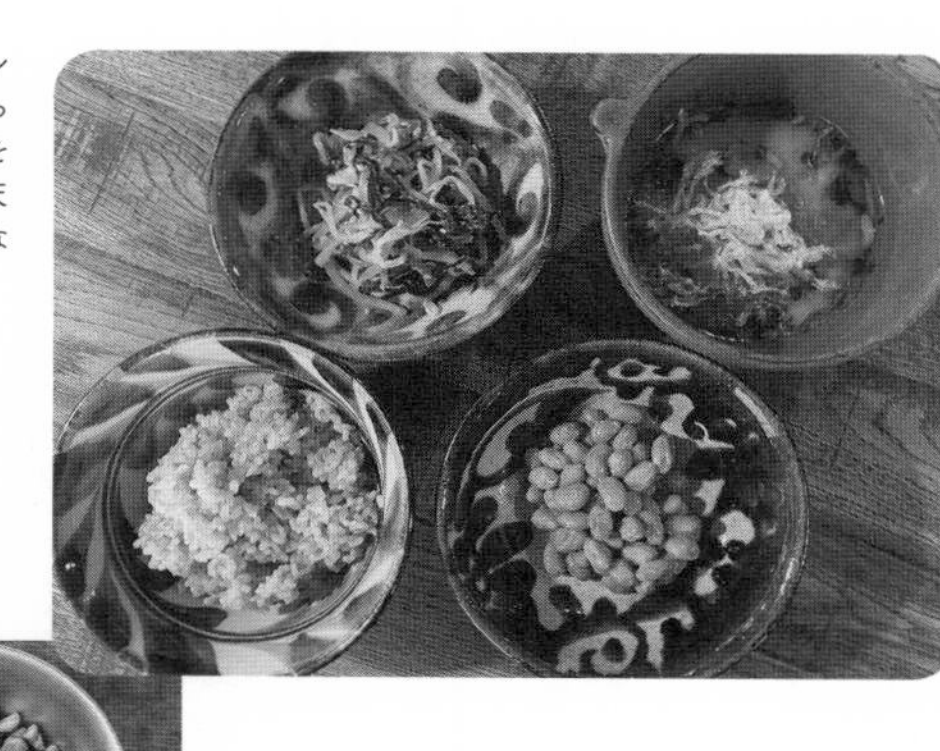

朝食 ②：前日の夜に脂っぽいものを食べたり、外食したりした翌朝は、「帳尻合わせ」に糖質をグッと抑えた（合計10g）朝食にしています。糖質は減らしても、朝食自体は必ず食べるようにしています。

熟成する前に刈り取った粒の小さな玄米で、子どもも美味しく食べてくれます。

②豆乳ヨーグルト（糖質ほぼゼロ）とシリアル（1食分糖質10g）を混ぜて、難消化性デキストリンを追加したもの。

こちらは全部で糖質10gだけなので、前日の晩に脂っぽいものを食べたり、外食したりした日の翌朝はこれです。

昼食は好きなものを食べる1日1快食！

毎日ではありませんが、ラーメンやハンバーガー、牛丼なども食べます。ただし、丼のごはんやバーガーセットのポテトは控え目に。

夕食は、仕事終わりでバタバタなので、けっ

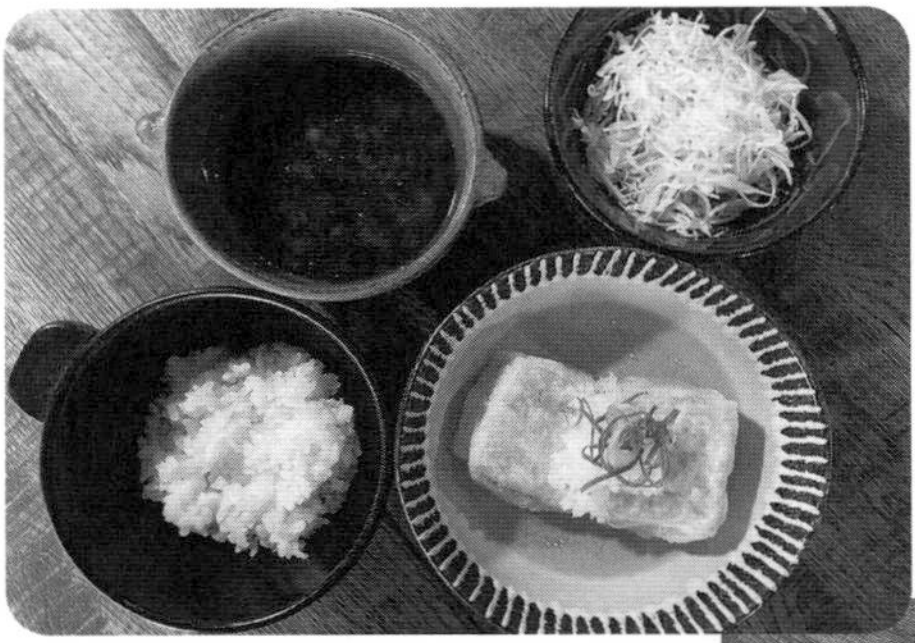

夕食 ①：仕事が終わってバタバタと夕食の準備をしているので、時短アイテムには助けてもらっています。市販のカットキャベツはサラダにも、料理のかさ増しにも使えて便利ですよ。

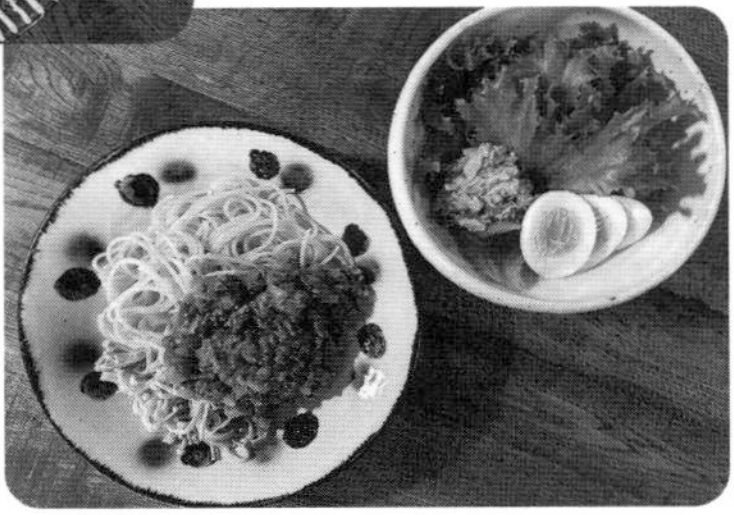

夕食 ②：スパゲティの時には、エノキでかさ増し。歯ごたえもあって、おすすめです。エノキやモヤシなど、かさ増し用の野菜やキノコ類は、冷凍しておけば、すぐにサッと使えて便利ですよ。

こう適当です（笑）。

①ごはん100g、揚げ出し豆腐にあおさのみそ汁、市販のカットキャベツにはドレッシング代わりに大好きなポン酢。

②パスタ50g（子どもと半分こ）にレンジでチンしたエノキをプラスしてかさ増し。作り置きのミートソースをかけてミートソーススパゲティに。挽肉は脂が多くて血糖値をはね上がらせるので、鶏の挽肉や大豆ミートで代用しています。

夕食の①②はどちらも糖質約40g。

大人になって、甘いものを食べたい発作が消えたので、間食はブラックコーヒーです。

食事に使う器には私なりのこだわりがありま

す。

お気に入りは、沖縄のやちむん。小ぶりなので、ごはん１００gでも少なく見えず、ぽってりした丸みがあるので、ボリューミーに見えます。食器の色も食欲を抑えるよう、青系にしているのがポイントです。たしかに、青色の食べ物は食欲減退しそうですが、食器のこのくらいの青みだと、料理は美味しそうに見えても食欲は抑えられるという、ほどほどのところかなと感じています。

血糖値を気にする人は、料理の温度も気にしてください。**「レジスタントスターチ」**という、消化吸収されずに食物繊維のような働きをするでんぷんは、ごはんや麺が冷めていたほうが増え、食後の血糖値の急上昇を抑えます。私の場合は、料理を作って、いざ自分が食べるときには、ごはんが冷めているので……。まあ、それも、ちょうどいいかなと考えています。昼はお弁当派という方は、ごはんのレンチンはせず、レジスタントスターチを利用して。

ポイントとまとめ

◆食事に含まれる糖質量を一定にするため、朝と夜は糖質量を固定している
◆食器の大きさや雰囲気、色にこだわって、少ない量でも目で満足

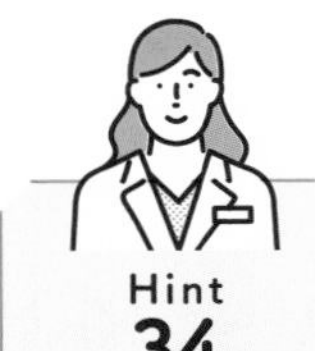

Hint 34

主食に何を食べるか問題 白米、玄米、発芽玄米、大麦、オートミール？

「糖質コントロール」のためには、「主食」選びは重要です。まず昨今、世の中から敵視されている感のある**白米**。主成分は炭水化物（糖質＋食物繊維）で、糖質量は１００ｇあたり35・６ｇです。これを基準にほかの食材をみていきましょう。

玄米は、稲の実からもみ殻を取り除いたもので、ヌカが残っているため、白米よりも食物繊維やビタミン類、ミネラルが豊富。血糖値の上昇が白米よりも緩やかになるとされています。硬くて食べにくさがあるかもしれませんが、「よく噛んで」食べると、白米より少ない量で満腹感を得られるはず。１００ｇ中の糖質量は、34・２ｇです。玄米を発芽させた**発芽玄米**は、神経伝達物質であるＧＡＢＡが豊富で、ストレスの軽減に役立つといわれます。１００ｇ中の糖質量は、33・２ｇで、玄米よりもさらに少ないですね。

大麦と白米を合わせた「麦飯」は、日露戦争の時、脚気を防ぐために海軍が採用したほど栄養に優れた主食です。大麦に含まれる水溶性食物繊維のβグルカンは、腸内の免疫細胞に働きかけ免疫力をアップしたり、食後血糖値の上昇抑制やコレステロール値の低下などの機能も認められています。モチモチ食感の**もち麦**は、大麦の中でも特に食物繊維が豊富。**五穀米**も麦飯と同様に食物繊維が豊富で、さらにビタミンやミネラルも豊富なんです。麦飯、五穀米は100gあたりの糖質量は約30gと白米や玄米よりも少ないのでおすすめ。

近年、人気の**オートミール**は、オーツ麦を加工した食品。外皮を残しているので、ビタミンやミネラル、食物繊維が豊富です。1食（30g）あたりの食物繊維は、2・8gもあり、これは玄米の約3倍、精白米の約14倍。**セカンドミール効果**（132ページ参照）が期待できるので、朝食にするのがおすすめです。100gあたりの糖質量は約60gですが、1食（30g）でみると、摂取する糖質量は17・9g。

玄米、大麦、オートミールのいずれも白米より食物繊維やビタミン、ミネラルが豊富で、食後血糖値の上昇を抑える効果が期待されますが、食べ過ぎには要注意です。

ポイントとまとめ

- ◆糖質コントロールには、玄米や大麦、オートミールなど、主食選びも重要
- ◆人気のオートミールは、セカンドミール効果が期待できるので朝食向き

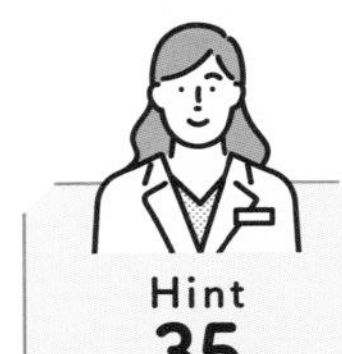

Hint 35 糖質ゼロでも、アルコールはアルコール！

糖質ゼロのお酒、たくさん種類が出ていますね。糖質ゼロなら、糖尿病には影響がないのでは？……と淡い期待を抱きたくなりますよね。結論から言うと、糖質ゼロのお酒は「短期的」には血糖値を上げません（74ページ）。これは、普段お酒を飲まない人がたまに糖質ゼロのお酒を飲んでも血糖値には影響しないという意味。長期的なお酒の飲み過ぎは脂肪肝を招きます。

脂肪肝はインスリン抵抗性を高め、血糖値を上げることをお忘れなく。

お酒を飲み過ぎると肝臓がアルコールの代謝で精一杯になるので、糖を作り出す機能（糖新生）がうまく働かなくなり、すると朝方に予期せぬ低血糖に……。インスリン注射や血糖値を下げる内服薬（スルホニル尿素薬）で治療している人は特に、飲み過ぎは禁物です。

1日の適量のアルコールは20ｇまで。これはビール1缶（350ml）や日本酒1合（約180ml）程度です。最近は休肝日よりもアルコールの総量が大事と考えられていて、例えば1週間単位で調整して１日当たりの平均が20ｇまでと考えてください。ただし、肝障害や脂質異常症、高尿酸血症があるなら、さらに控えたほうが良いでしょう。

ほとんどのお酒は高カロリー。高糖質・高カロリーなら、当然、糖尿病のリスクも上がります。糖質がなくてもカロリーが高ければ、飲み過ぎは肥満の原因になるんです。もちろん肥満は糖尿病の危険因子。パッケージの成分表示は必ずチェックしましょう。ちなみに、**蒸留酒は糖質がほぼゼロなので血糖値を短期的に上げません。醸造酒でもワインは糖質量が少ないのでおすすめです。**

アルコールは、酔って気分が良くなり、食事の節制ができなくなってしまうことも、危険な点です。上手にほどよくアルコールと付き合いましょう。「仕事の接待でお酒が必要」という方、あえて相手に「糖尿病なので」と打ち明けて、飲まずに聞き上手、盛り上げ上手に徹してはいかがでしょう。「アルハラ」なんて言葉もある時代です。お酒が飲めなくても接待はできるはず。なるべく体を優先しましょう。

ポイントとまとめ

◆糖質ゼロのお酒でも、長期的に飲み過ぎると脂肪肝になり、血糖値を上げる

◆糖質がなくても、ほとんどのお酒は高カロリーなので、飲み過ぎは肥満のもと

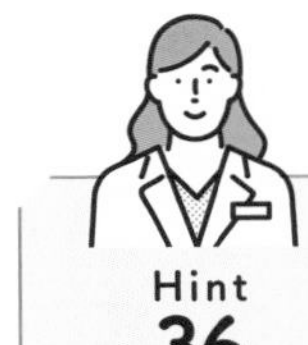

Hint 36

糖尿病こそ、オヤツを食べて！種類、量、タイミングのポイント

間食がやめられないみなさんに朗報！　おやつ、ＯＫで〜す！

ただし、種類、量、タイミングを考えなきゃダメ。**おやつに食べるのは、無糖ヨーグルトやチーズ、ゆで卵、無塩のナッツ、野菜スティックなどがオススメです。**糖質で言えば10g程度が適量で、空腹を感じる前に食べましょう。糖質の少ない間食で、空腹によるドカ食いを防ぐのが目的です。それで物足りなさを感じる場合は、高濃度のカカオチョコレートやシュガーレスの飴などをプラスしてください。甘いものを口にすることで、満足感や精神的な安定感も得られるはずです。

ところで、私のところに来る患者さんたちにも、甘いものが大好きな方は何人もいます。彼らの話を聞くと、自分ではガマンしているつもりでも、チョコやクッキー、アイス、団子、ポテトチップスなど、血糖値を上げるものをたくさん、しかも何度も食べていることがしばしば。血糖値が下がる暇がないような状態では、血糖コントロールは悪化してしまいますよね……。食後に上がった

■ 甘くない間食でドカ食いを防ぐ

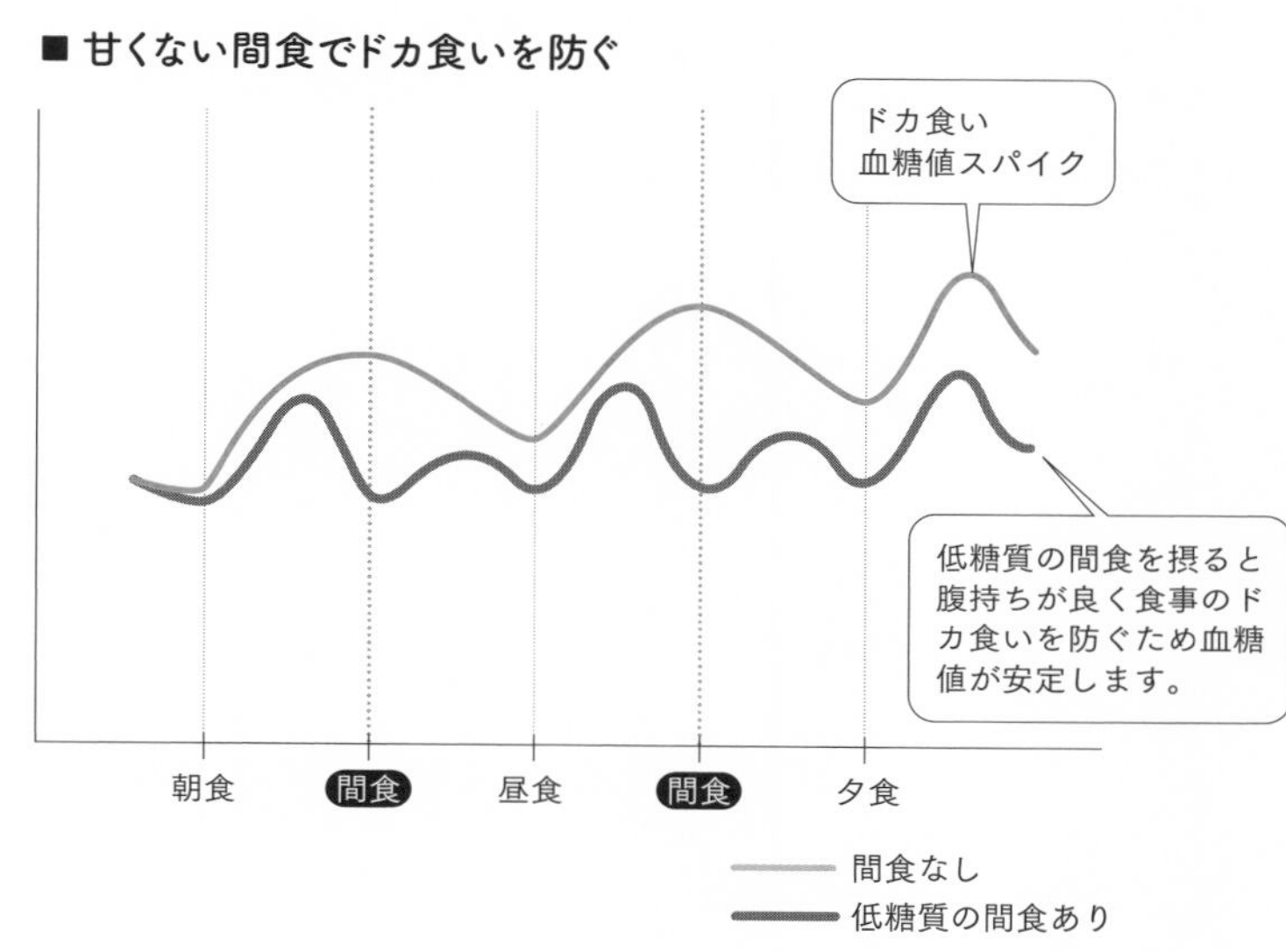

血糖値が、2時間くらいでやっと下がったかと思ったら、甘いおやつで血糖値はまた急上昇。次の食事の前まで高血糖のまま、なんてことが続くとどうなるのか、もう、みなさんもお分かりになりますよね。

実は、甘いものがやめられないのは、ただの癖なんです！ 1週間スパッとおやつをやめてみると、意外とあっさりリセットされますよ。

ポイントとまとめ

◆糖質10g程度のおやつを空腹になる前に食べて、空腹時のドカ食い防止

◆甘いものがやめられないのは、ただの癖なので、1週間やめてリセットしてみて

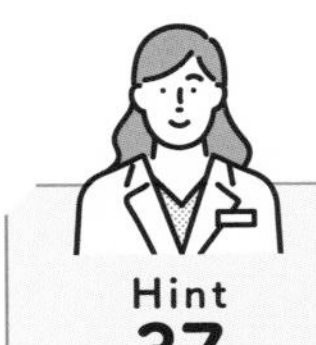

Hint 37

罪深い「〇〇だけダイエット」のワナ vs. ダイエットの王道

りんごダイエット、朝バナナダイエット、夜トマトダイエット、ゆで卵ダイエット、黒酢ダイエット……などなど、これまで様々なダイエットが流行りました。いずれも一過性の「流行」で、残念ながら、ダイエットの決定打にはなっていません。

そもそも、なぜ体重が増えるかというと、過剰なエネルギーが中性脂肪となって体内に蓄積され、皮下脂肪や内臓脂肪となるからです。逆に、体重が減るときは、「体脂肪が減る」「筋肉が減る」「水分が減る」とき。ダイエットの目標は「体脂肪が減る」ことですよね。「〇〇だけダイエット」をすれば、摂取するカロリーは減るでしょう。体重は、「基礎代謝と消費エネルギー」と「摂取エネルギー」のバランスによって左右されるため、摂取するエネルギーが減れば、体重は必ず減ります。

しかし、「〇〇だけダイエット」で問題なのは、りんごやバナナなどの偏った栄養素を毎日、摂り続けると、身体に必要な栄養素である炭水化物、たんぱく質、脂質のバランスが大きく崩れてし

まうことです。そして、摂取カロリーを減らすだけの減量では、必ず筋肉も落ちてしまいます。筋肉が落ちると、一緒に落ちるのが基礎代謝。そのせいで、どんどん太りやすい、**「燃費の悪い体」**になってしまうのです。

摂取カロリーを減らして痩せることは、けっして悪いことではありません。でも、必ず運動も一緒にして、筋肉が減らないように頑張ってください。そうしないと、ほぼ確実にリバウンドします。リバウンドを繰り返すと、命にもかかわるのですから（144ページ）。

理想のダイエットとは、**食事制限とともに、運動によって脂肪を燃焼させること。**脂肪が遊離脂肪酸とグリセロールに変換され、この遊離脂肪酸が筋肉でエネルギーとして消費されることで、「脂肪が燃焼」するので、運動はマストなんです。繰り返しになりますが、運動なしでは、脂肪は燃焼しません。残念なお知らせかもしれませんが、ダイエットでは、地味で地道な「食事制限＋運動」こそが王道であり、ビクトリー・ロードです。

ポイントとまとめ

◆「〇〇だけダイエット」は、太りやすい「燃費の悪い体」になってしまう

◆地味で地道な「食事制限＋運動」こそ、ちゃんと脂肪を燃やすダイエットの王道

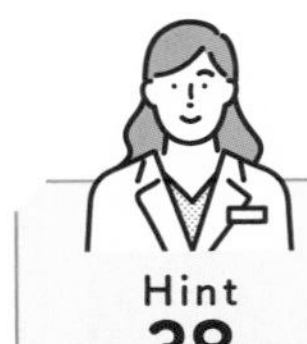

Hint 38

食レポしながら食べてみる!?
早食いをやめて糖尿病予防

早食いは、食後血糖値を爆上げします。丼物やカレーライス、パスタ、麺類など単品料理は、早食いしやすいので要注意です。しかも、食物繊維が少なく、飲み込むように食べられてしまうので、さらに早食いを促進します。

なぜ早食いが食後血糖値をはね上げるのか？　それは、糖質の消化・吸収速度が速くなることと、満腹感が得られる前にたくさん食べてしまうから、糖質もカロリーも摂り過ぎになってしまうのです。逆にゆっくり食べると消化・吸収速度が遅くなります。食べ始めてから15分くらいすると、脳の視床下部にある満腹中枢が働き出し、同時に摂食中枢の活動も抑制されることで、食べ過ぎを抑えやすくなるのです。

早食いの防止策の基本は、よく噛むことです。例えば、まず、いつもの通りに噛んで、一口飲み込むまでの咀嚼回数を数えてみてください。そして、次のひと口からは、その倍の回数を噛むよう心がけてみましょう。最初は、あごが疲れるし、面倒くさく感じるでしょうが、慣れれば、その回数が当たり前になってきます。そして、自然に食べる時間が長くなり、食事のボリュームが減るはずです。糖質もカロリーも、栄養計算なしで減らせます。それに、よく噛むと、インスリンの分泌も増え、血糖値も抑えられるのです。倍が無理なら、せめて5回、増やしてみましょう。

でも、意識して噛むのも、ゆっくり食べるのも嫌という、せっかちさんもいますよね。そんな方向きの早食い防止策を考えてみました。その名も、**「食レポごはん」**。食べながら、有名リポーターや料理評論家みたいに、ひと口食べては「んん〜〜〜」となり、よく噛んで味わいながら、「この味をどう表現するか」考えるのです。ありきたりな表現ではダメ。コンビニおにぎりでも、塩加減、海苔のパリパリぐあい、具の食べごたえなどなど、リポートする内容は色々あります。よく噛んで味わって、言葉にしてみましょう。あ、もしかすると、これ、脳トレになるかもしれませんね。

ポイントとまとめ

◆早食いは、食後高血糖を招くので、普段の回数+5回噛んで食べてみましょう
◆「食レポごはん」で、早食い防止を楽しんでください

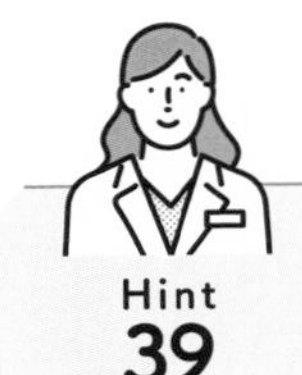

Hint 39

そのランチ、大丈夫？ カロリーオフしたつもりが、糖質プラスに……

私は、普段のランチは外食派です。牛丼屋のミニサイズ牛丼、低糖質で野菜も摂れるサンドイッチ、中華屋の野菜たっぷりサンラータンメンなど、糖質と脂質を選ぶ基準にしています。

血糖値を下げるためには、ランチ選びも大切。まず、「脂質＋糖質の高カロリー食」は避けましょう。血糖値にも影響大です。**特に米の量が多い丼物はＮＧ。**手早く食べられる蕎麦やうどんは、大盛りでなければ、糖質も1食分で50ｇ前後と標準的なのでＯＫです。ただし、天ぷらのトッピングはアウト！　糖質と一緒に脂質が多くなるので、食後血糖値が上がりやすいうえ、下がるまでに時間が長くかかります。**お蕎麦屋さんで出る蕎麦湯は、健康に良いイメージですが、栄養素とともにでんぷんもたっぷり。血糖値に影響するし、塩分も多いのでガマンしましょう。**

ランチにスムージーやプロテインドリンクをプラスしている方もいると思います。

それ、ちょっと待って！

ヘルシーなイメージのスムージーですが、血糖値を大幅に上げます。バナナやリンゴは要注意です。糖質はバナナ1本で約20g、リンゴ1個で約40g。例えばバナナ1本、リンゴ半分、牛乳200mlに野菜を入れて作ると糖質50g以上になります。これを食事に加えるなんて……大変！

自宅でスムージーを作るのであれば、果物は控えめにして、小松菜などの葉物野菜や豆乳を使うようにしましょう。甘味も加えないように。

ちなみに市販の野菜ジュースも糖質の塊なので気をつけてくださいね。

ダイエット目的でプロテインを飲む人もいるようですが、それは間違い。ハードな運動をして筋肉を鍛えている人が体づくりのために飲んだり、たんぱく質不足を補うために飲んだりというのは良いのですが、**食事にプラスしてプロテインを飲むのは、カロリー過多です。**太ります。たんぱく質は1gあたり4kcal、たいていのプロテインは糖質もしっかり入っているので血糖値には悪影響なのです。飲むなら、「低糖質のプロテインを朝食の代わりに」というイメージで。

ポイントとまとめ

- ◆蕎麦やうどんを食べるときは、大盛りや天ぷらトッピングは避けて。丼物はＮＧ
- ◆スムージーやプロテインをランチにプラスすると、かえって血糖値に悪影響

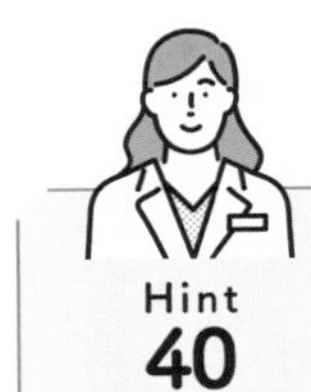

Hint 40

血糖と中性脂肪の吸収を抑えるダブルの効果！食前に摂るべき食物繊維のサプリ

野菜を先に食べると食後の血糖値が上がりにくいことは、いまやほぼ常識ですね。野菜や海藻類に含まれる水溶性食物繊維は、小腸からの糖の吸収を抑え、食後の血糖値の急激な上昇を抑えてくれます（食後の急激な血糖上昇の怖さについては、46ページをご覧ください）。

実は、この**「野菜や海藻類に含まれる水溶性食物繊維」には、糖だけでなく、中性脂肪の吸収も同時に抑えるというダブルの効果**があるんです（食後に中性脂肪が上がり過ぎると心血管疾患になりやすい）。

野菜や海藻が苦手、用意する暇がないという人には、**「難消化性デキストリン」のサプリ**がオススメ。トウモロコシなどのでんぷんからつくられた食物繊維で、飲み物にもサッと溶け、加熱しても大丈夫なので、私も食事の時の飲み物やみそ汁に入れて摂っています。また、難消化性デキストリンが入ったお茶などのペットボトル飲料も多数販売されているので、まずは気軽に試してみてください。

■ 食後の血糖値上昇抑制作用

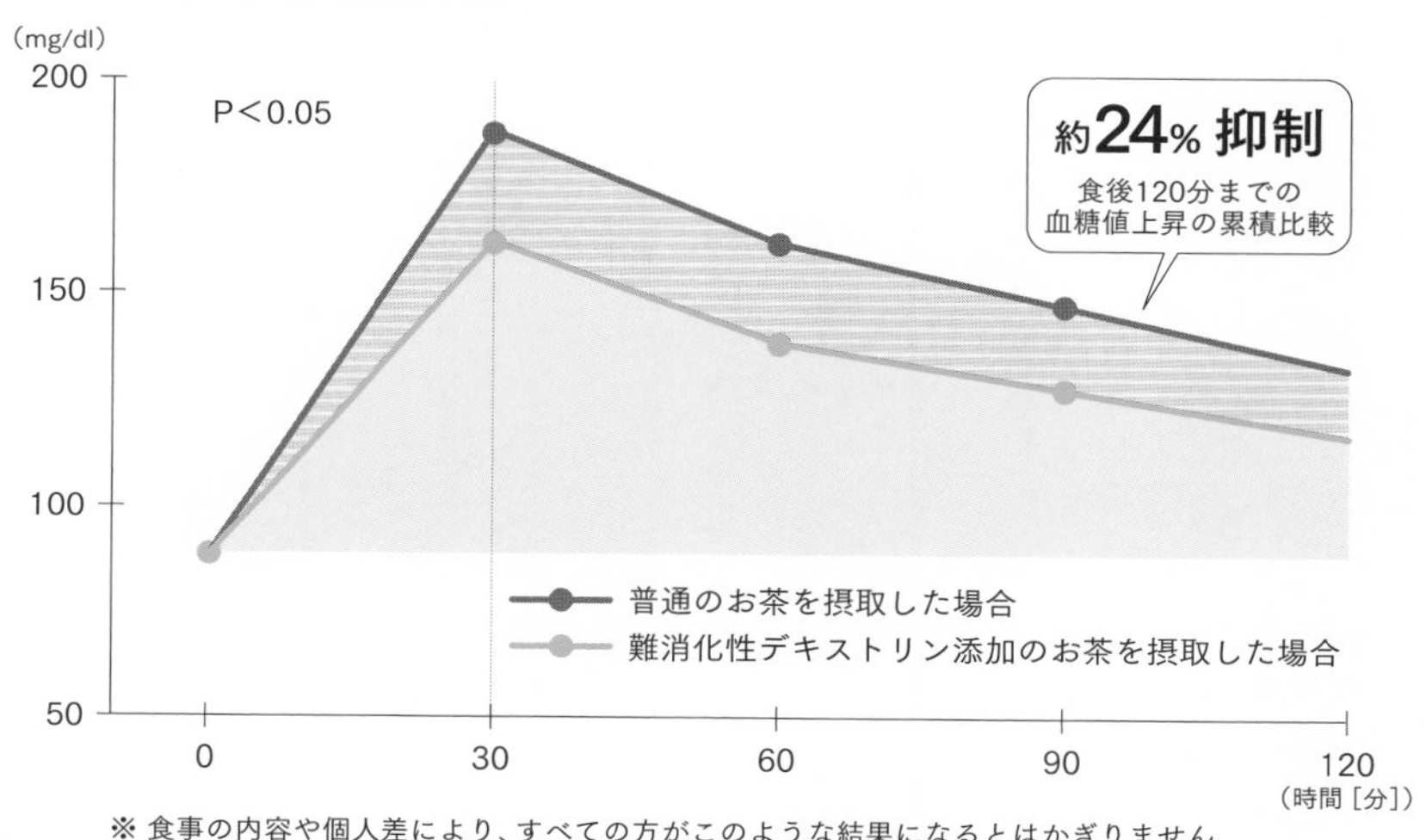

※ 食事の内容や個人差により、すべての方がこのような結果になるとはかぎりません

参考：日本食物繊維研究会誌 Vol.3 No.1:13-19 (1999)

サプリメントでも、お茶でも、「食前の摂取」をお忘れなく。

そして、**難消化性デキストリンのもうひとつの嬉しい効果は、腸内環境を整えられて、お通じにもいいこと。**水溶性食物繊維は乳酸菌やビフィズス菌のエサになるので、これらの菌も摂取しましょう。腸内環境がより改善され、その結果、血糖値も改善して、良いことずくめなんですよ。

ポイントとまとめ

◆野菜などに含まれる水溶性食物繊維は、糖だけでなく、中性脂肪の吸収も抑える

◆サプリやお茶の形で販売されている「難消化性デキストリン」をうまく活用して

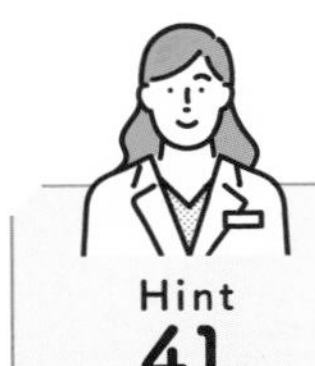

Hint 41

「朝なら」神話は忘れて！どうしても甘いものを食べたくなったら、いつならOK？

「甘いものは、朝なら大丈夫！　日中は動くし」という、「朝なら」神話を多くの方が本気で信じているようですが、これ、まったくの誤解！

真実は、**「朝だから、やめて」**なんです。私は、それを身をもって知っています。

私の患っている1型糖尿病は、インスリン分泌がゼロの状態なので、食事のたびにインスリンを注射しなくてはいけません。摂取する糖質に対して必要な量のインスリンを注射するわけですが、朝は血糖値が上がりやすいから、たくさん打つことになっているんです。そんな朝に甘いものを食べたら……結果はお分かりになりますよね。

では、なぜ、朝、血糖値が上がるのでしょう？

血糖値を下げる唯一のホルモンは、インスリンです。逆に、血糖値を上げる「インスリン拮抗ホルモン」には、コルチゾール、アドレナリン、成長ホルモン、グルカゴンがあります。これらは、深夜から朝方にかけて分泌が増加し、健康な人の場合は、血糖値の維持に役立ちますが、糖尿病でインスリンの働きが弱い人やインスリン抵抗性がある人、血糖値スパイクがある人、そして、私のようにインスリン分泌がない人は、インスリン拮抗ホルモンの影響で朝の血糖値が上がりやすくなるのです。そのため、朝食を軽めに食べても、朝食後の血糖値は意外に高かったりしますし、朝、甘いものを食べると、血糖値はぐんと上がります。その上がった血糖値が昼食前まで響いて、昼食後はもっと血糖値が上がる……。そんな悪循環が起こってしまうのです。

「朝の甘いもの」と同じく、**気をつけたほうがいいのが、「夜のお風呂あがりの甘いもの」。**活動量が少なくなる時間に甘いものを摂ると、血糖値は上がりやすく、高血糖が朝まで続きます。すると、朝一番の血糖値が上がり、その日の血糖値はいつもよりも高めで推移するのです。

どうしても甘いものが食べたくなったら、昼に食べましょう。そして、「次の食事を控える」「いつもより動く」ことで、バランスを取ることが大切です。

ポイントとまとめ

◆甘いものを朝食べると、血糖値が上がり、それが1日中続く悪循環におちいる
◆甘いものを食べるなら昼にしましょう

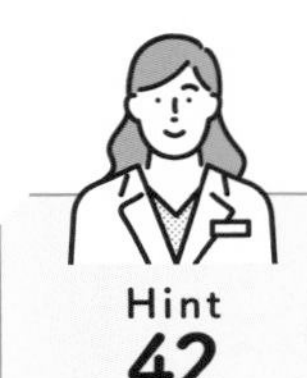

Hint 42

どうしても爆食いしたくなったときの「おたすけ飯」は、ボリューム丼

ガッツリごはんが無性に食べたくなるときがあります。そんなときには、**「食欲増進ホルモン」と「食欲抑制ホルモン」を攻略するボリューム満点の丼**を作ってみましょう。

食べ物が消化・吸収されて空腹になると、**「グレリン」**というホルモンが胃から分泌されて脳を刺激し、空腹感を覚えます。これが「食欲増進ホルモン」です。食べ物を摂取するとグレリンの分泌量が減りますが、分泌をより低下させるのは、ブドウ糖。つまり、糖質の少ない食事だとグレリンの分泌量が減りにくく、食欲が刺激されるので、空腹感が持続してしまうのです。

一方、脂肪細胞から分泌されて脳に作用する**「レプチン」**は、食欲を抑える「食欲抑制ホルモン」です。レプチンは、食事を始めて約20分すると分泌されますが、インスリンの刺激で分泌量が増えます。つまり、インスリンを分泌させる程度の糖質を摂取しなければ、十分な量のレプチンが分泌されず、食欲が抑えられません。良かれと思って、糖質を摂らないようにしたのに、そのせいで空腹感が持続しやすく、食欲を爆発させることになりかねないのです。

タンパク質や脂質だけでも、**「インクレチン」**というホルモン（194ページ参照）の影響で、空腹感は軽減しますが、糖質を少し摂った方がベター。サラダや豆腐だけだと満足感がないのは、こういう理由です。

さて、私のおすすめ**「おたすけ飯」**は、いつものごはんに、カリフラワーライスや絹豆腐を細かく刻んで混ぜた、かさ増ししたごはんで作ります。レンチンしたモヤシを乗せたり、細かく刻んだ糸コンニャクとお米を一緒に炊くのもオススメ。そんなヘルシーなごはんの上に、納豆や豆腐、マグロ、アボカド、ツナ缶（ノンオイル）などを、「目にも美味しく」盛り付けて、満足感をアップさせましょう。私は、カレーライスのときは、ごはんにはキャベツの千切りを加えて「かさ増し作戦」にして、たっぷり食べていますよ。

ポイントとまとめ

◆糖質を摂らないと、ホルモンの関係で空腹感が続き、食欲が爆発するかも
◆糖質の少ない食材を混ぜた「かさ増しごはん」をつかった丼がオススメ

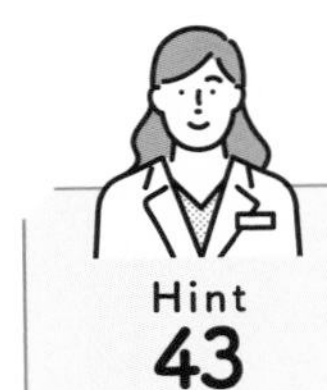

Hint 43

ラーメンがどうしても食べたい！そんな時には、この「ＯＫラーメン」

みんな大好き、ラーメン。でも、血糖値に悪そうなイメージですよね。ところが、実は、そうでもないんです。しょう油ラーメンや塩ラーメン、みそラーメンの1杯は500～800kcalと、思ったほどは高くありません。糖質も50～70gで、1食の糖質として多過ぎはしません。トッピングには、海苔（食物繊維）、卵（たんぱく質）、モヤシ（食物繊維、ビタミンB_1）、メンマ（食物繊維、カリウム）です。

注意が必要なラーメンは、豚骨ラーメンやチャーシュー麺。糖質量は、他のラーメンと変わりませんが、脂質量がグッと高くなります。脂質は1g当たり9kcalで、糖質は4kcal。そもそも脂質は糖質の倍以上のカロリーがあるので、太りやすくなります。しかも、糖尿病の人が「糖質＋脂質」を多めに摂ると、食後の高血糖の持続時間が長くなるので、血管へのダメージも大きくなるうえ、中性脂肪やコレステロールに悪影響も……。

食後の中性脂肪値が高い患者さんに、何を食べたか聞くと、大抵、豚骨ラーメンです。私のクリニックがある横浜は、豚骨系のラーメンが多いので、余計にですね。

インスタントラーメンはというと、油で揚げてあるので、脂質が多いイメージですが、実は、それほどではありません。糖質も50g前後と多くはないのです。つまり、1個ならOKです。

誰ですか？　インスタントラーメンとおにぎり食べてる人は？　インスタントラーメンのおともには、野菜サラダ（食物繊維、ビタミン等）か豆乳（食物繊維、たんぱく質）、チーズ（たんぱく質、脂質）を摂って、食後の血糖値の急上昇を抑えましょう。

最後に一つだけお願いしたいのは、**「汁は残して！」**。ラーメン全般に言えることですが、塩分が多いんです！　ラーメン1杯には5g以上の塩分が含まれていて、これは1日に摂るべき塩分量の半分以上。塩分過多は、血圧上昇や腎臓への負担、むくみのもとになるので、なるべく控えたいところです（136ページ）。

ポイントとまとめ

◆しょう油・塩・みそラーメンはOK。豚骨ラーメン、チャーシュー麺は要注意！
◆ラーメン1杯には塩分が1日の摂取量の半分以上も含まれているので、汁は残す

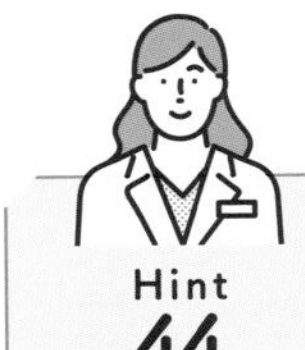

Hint 44

脱・交換表！カーボカウントもざっくりでOK！

「食品交換表」は、糖尿病患者がバランス良い食事をするために考えられました。さまざまな食品を6つのグループ（表）に分類し、それら食品を80ｋｃａｌで1単位としてリスト化したものです。これなら、同じ食品グループの食品Ａ◯ｇとＢ□ｇは、好みで「交換」しても、カロリーはあまり変わりません。同じカロリーで、いろんな料理を作ることも、簡単にできますし、外食をするときも、これは□単位、と推定するのに便利。

たしかにバランスよく栄養を摂れるので、マスターできればとても良いと思います。私も1型糖尿病を発症して以来、大学生まではずっとそれでコントロールしてきました。しかし、これを面倒に思う患者さんも多いのは事実。私も、その気持ちはわからないではないので、栄養指導で押しつけることはしません。さらに、糖尿病が進行して糖尿病腎症など厳密な栄養計算が必要になったとき、交換表の「単位（端数が四捨五入されています）」を足して計算する方法では、栄養価に誤差が出過ぎるなどの問題が生じます。そのため交換表ではなく、「食品成分表」を用いて計算するよう、推奨する管理栄養士も多いのです。

私がオススメしているのは、**「カーボカウント」**。エネルギーではなく、食事に含まれる糖質量を把握し、血糖コントロールに活用することです。おもな食品の糖質については、「糖質早見表」が書籍やアプリとして市販されていますし、ネットでも検索できます。**糖質10gを「1カーボ」**として、「コンビニおにぎりは、おおよそ4カーボ」「肉や魚、卵は0カーボ」など、ざっくり覚えておくと、外食選びの際にも便利です。「食品糖質交換表」というものもありますよ。

このカーボカウントを覚えると、1食あたりの糖質量を毎回、適正範囲内で一定に保つことに活用できます。食後血糖値の安定のために、ぜひ、カーボカウントを覚えましょう。インスリン注射をしている患者さんも、食事の中の糖質量に応じて、インスリンの量を調整する際に便利ですよ。

ポイントとまとめ

◆食品交換表は、最近人気薄だが、栄養バランスの良い食事を摂るのに便利

◆カーボカウントは、食品の糖質量を把握できるので、血糖コントロールに活用して

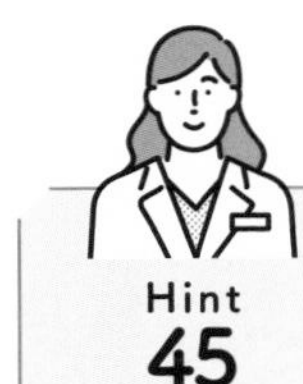

Hint 45

ワイン、ヨーグルト、納豆……糖尿病に良いといわれるものの実態は？

世間には「糖尿病に良い」と、マスコミでも話題になった食品がいくつもあります。

でも、それってホントでしょうか？

例えば**赤ワイン**。豊富なポリフェノールが動脈硬化を予防すると期待され、ブームになりました。酸化を抑制する「抗酸化成分」であるポリフェノールは、赤ワインのほか、コーヒーやさまざまな野菜にも含まれるものです。摂取するとインスリンを出すβ細胞の酸化も防ぐので、インスリン分泌能力を保つと考えられています。２０２２年、米国心臓学会が「適量のワインを飲む習慣がある人は、２型糖尿病のリスクが減少している」と発表。日本人の糖尿病患者の場合、「適量」はグラス１杯（１２０ml）です。飲み過ぎにはご注意を。

ヨーグルトは、腸内の善玉菌を増やす「プロバイオティクス」（１１８ページ）であり、善玉菌によるインスリン抵抗性改善効果が期待できます。豊富なカルシウムにはインスリン分泌の保持効果

（128ページ）が期待されます。腸内環境の悪化はインスリン抵抗性を引き起こしたり、肥満を誘発したりと悪影響が……。そこで腸内環境を改善するためにヨーグルトをたくさん食べる人もいますが、**そもそも乳製品の摂り過ぎは糖質や脂肪の過多につながるので、逆に血糖値が上がります。**中性脂肪や悪玉コレステロールまで上がることも。無糖を選んで、食べ過ぎには注意しましょう。

納豆は、豊富なビタミンKが骨粗鬆症を予防することがわかっています。骨粗鬆症は糖尿病の合併症と言われるほど、リスクが高いので、意識して食べるといいですね。ほかにも、納豆の水溶性食物繊維が食事の消化・吸収速度を緩やかにし、食後の血糖値の上昇を緩やかにします。また、納豆菌は善玉菌の一種なので、腸内環境の改善による血糖値の安定も期待できるでしょう。

糖尿病リスク低下が期待されている食品は、ほかにもたくさんあります。今後の研究で、そのような食品はさらに増えるかもしれませんね。

ポイントとまとめ

- ◆赤ワインやヨーグルト、納豆には、糖尿病予防効果を期待できる成分がある
- ◆話題になったからと過信は禁物。いろんな食材を適量食べるのがベスト

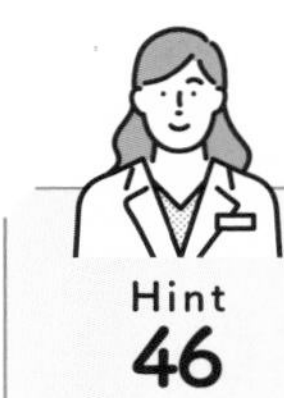

Hint 46

油？ 脂？ アブラも選んで摂れば、味方になる！

意外とみなさん、知らないお話。糖質だけを食べると血糖値は爆上がりしますが、少しのアブラをプラスすると、食後の血糖値の上昇が緩やかになるのです！

アブラがダメって言ってたくせに？　いやいや、ここでは、**1回に大さじ1杯以下**というのがポイント。例えば食パンにバターを薄く塗ったり、ごはんに食べるラー油を乗せたりはＯＫです。

ただし、これはあくまで食パンやごはんだけを食べるよりは、アブラを追加した方が血糖値にいいよというもの。アブラを含むおかずを食べるときは、アブラの追加は不要です。ご存じの通り、アブラの摂り過ぎは、食後高血糖の原因。

アブラには**「不飽和脂肪酸」**と**「飽和脂肪酸」**（**肉やバター、ラードなど動物性の脂に多く含まれる**）があります。不飽和脂肪酸は、魚油やエゴマ油、アマニ油などの「オメガ３」、キャノーラ油やコーン油、ごま油などの「オメガ６」、オリーブ油などの「オメガ９」に分類され、**オメガ3と6を1：2のバラ**

■ 油脂の分類

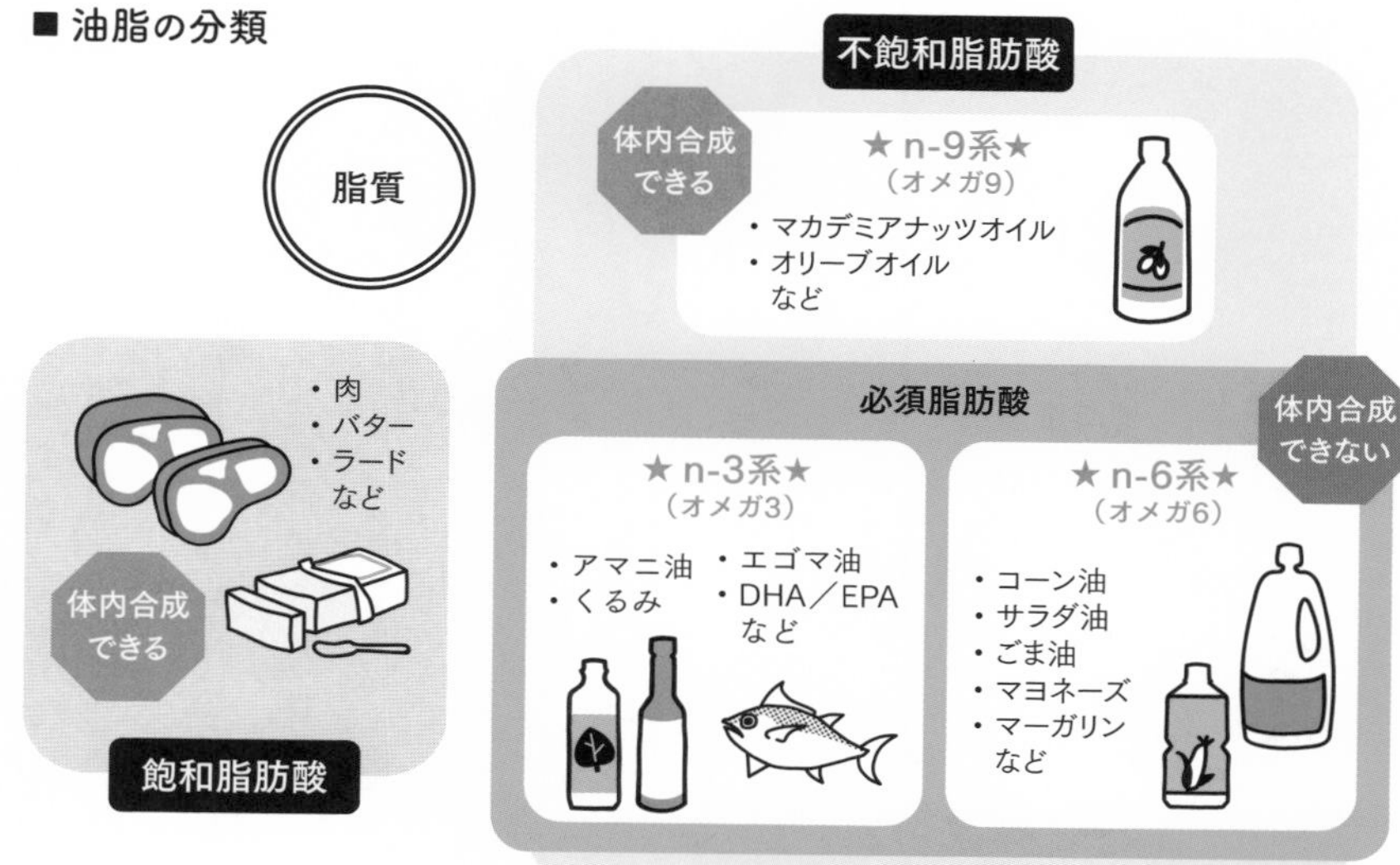

参考：http://www.wing-inc.com/20200801_1136

ンスで摂ることが重要です。

6が増えると動脈硬化がすすみ心臓病のリスクが高まるので要注意ですが、今の日本人はオメガ6過剰の傾向にあります。マヨネーズやマーガリンも、オメガ6がたっぷりですよ。

普段の食事や間食に含まれるアブラ、意識してみてくださいね。

ポイントとまとめ

◆糖質だけの食事には、少しのアブラをプラスすると食後の血糖値が下がる

◆マヨネーズやマーガリン、料理やお菓子に使われているアブラにも要注意

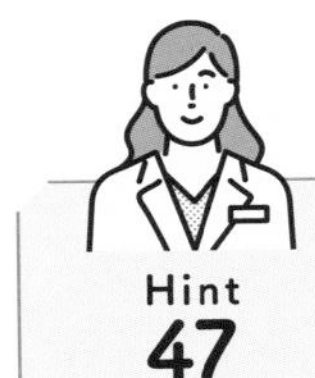

Hint 47

油断大敵！　フルーツは本当に体に良い!? 血糖とのキケンな関係

糖尿病、糖尿病予備軍のみなさん。「フルーツはビタミン豊富で、自然の甘さだから体に良い」という間違った「フルーツ信仰」は、今すぐ、捨ててください。私の患者さんでも、ヘモグロビンA1cがぴょこっと上がっている方に尋ねると、「桃の季節だから」「柿をたくさんもらって」「バナナがお通じにいいと聞いて」など、フルーツを理由にするフルーツ信者さんたちがいっぱい。旬のフルーツが美味しいのは事実ですが、フルーツが血糖コントロールに悪いのも事実なんです。

「フルーツは、血糖値はたいして上げないでしょ?」なんていう甘〜い考えは、すぐに捨ててくださ い。もう一度、言わせてもらいます。**フルーツは、血糖値を爆上げします！**　その証拠に、私が低血糖になったときに飲むのは、100%果汁のジュース。しっかり血糖値を上げてくれますよ〜。

フルーツが体に良いと言えるのは、「健康な人がフルーツを適量食べる」場合です。糖尿病の人や血糖値に不安がある人は、フルーツの食べ過ぎで血糖値は上がり、血糖コントロールは悪化します。確実に。

たとえば、みんなが大好きなバナナ1本の糖質は、約20g。リンゴ1個の糖質は約40gです。ごはん軽く1杯（150g）の糖質が約50gなので、それに迫るいきおいです。ハッキリ言ってしまえば、バランスのとれた食事をしていれば、フルーツを積極的に摂るべき理由はないんです。フルーツに含まれるブドウ糖は、直接、血糖値を上げますし、果糖は中性脂肪を増やしやすいので、太るし脂肪肝の原因となり、結果、インスリン抵抗性を引き起こして血糖値を上げてしまうのです。

でも、食後のフルーツは欠かせないという人、多いですよね。そこで、最大限の妥協策を考えました。**糖質量の多いバナナは1本弱、リンゴは半分、柿は1個弱でガマン！　糖質量の少ない、イチゴやサクランボ、メロンは、「適量」であればOKです。「1日1回、片手に乗せておさまるくらいの量」なら、血糖値をはね上げる危険性は抑えられるはずなので。**

ポイントとまとめ

- ◆フルーツのブドウ糖と果糖は、血糖値を上げ、インスリン抵抗性を引き起こす
- ◆フルーツの適量は、「1日1回、片手に乗せておさまるくらいの量」

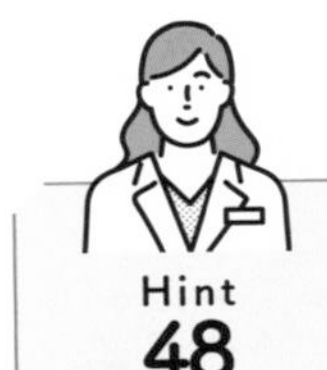

Hint 48

ブームを巻き起こした食材の真実は？ キクイモ、糸寒天、酢大豆……

「糖尿病に良い」としてブームになった食品、いろいろありますよね。低カロリーで食物繊維が豊富なものは、流行しやすいようです。

「キクイモ」は糖尿病を予防する「天然のインスリン」と話題になりました。他の芋よりは低糖質で食物繊維は豊富なので芋の代替品として使うなら血糖値対策になります。

海藻の一種テングサから作られる**「寒天」**は、一大産地である長野県が、「昔から寒天をよく食べるから長寿県」と言われてブームに。しかし実際には、塩分の摂り過ぎで短命県だった長野県が、県主導で減塩活動に取り組んで長寿県になったというだけなので、長寿は寒天のおかげではなさそう。ただ、寒天はカロリーも低いし、腸活にも役立つので、血糖コントロールには良いですよ。私も糸寒天をみそ汁に入れていただいています。

「おからパウダー」は、おからを乾燥させて粉末状にしたもの。いろいろな料理に活用しながら腸活にも役立つと話題になり、スーパーでは売り切れ続出。「オートミール」や「小麦ふすま（ブラン）」も流行りました。ふすまやおからは小麦粉や豆腐を作る際に出る産業廃棄物を「健康食材」に昇華させたのですから、ＳＤＧｓにもつながりますね。いずれも食物繊維が豊富なので、ブームでなくても、血糖コントロールにうまく取り入れたい食品です。

大ブームになった**「酢大豆」**は、血糖値や血圧を下げる、腰痛を治すなど、万能薬扱いでした。酢も大豆も、糖質コントロールにつながると思いますが、酢に漬ける効果は不明。**「タマネギ」**も、血糖値降下や血液サラサラがうたわれましたが、国立健康・栄養研究所は「人においては信頼できる十分な情報が見当たらない」と、にべもない評価です。**「ココア」**はポリフェノールが豊富だということでブームに。飲む際には、砂糖は入れないほうが良いでしょう。

何年かおきに大きなブームが起こりますが、糖尿病対策において、一つの食材が救世主になることはありません。やはり、バランスの良い食事を適量というのが基本です。

ポイントとまとめ

◆低カロリーで食物繊維が豊富なものは流行しやすい

◆糖尿病対策において、一つの食材が救世主になることはありません

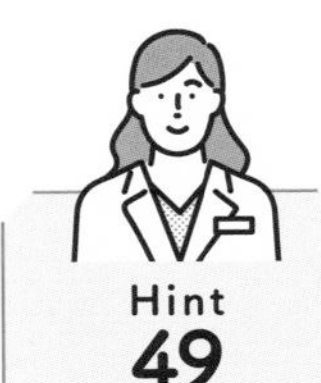

Hint 49

和菓子の糖質は洋菓子の2倍!? どうしても食べたい時のスイーツ選びのポイント

「甘いものが好き」という気持ちを無理やり抑え込むよりも、上手に甘いものを取り入れて、ストレスをためず、細〜く長〜く血糖コントロールを続けましょう。

大好きなお菓子で血糖値を爆上げしないためには、糖質の少ないものを選ぶことが大前提です。糖質だけのお菓子だと血糖値がはね上がりますが、食物繊維や少量の油脂が混ざっていると、上昇が緩やかになり、腹持ちもいいことが指摘されています。ただし、油脂が混ざることでカロリー（エネルギー）はアップするので気を付けて。重要度は、「糖質＞カロリー＞繊維量や脂質量」です。

このお菓子問題で、**「和菓子は洋菓子よりヘルシー」と、けっこう多くの方が誤解しています。**血糖値の上げ幅で言えば、断然、洋菓子がオススメ。和菓子と洋菓子を比べると、グラム当たりの糖質でも和菓子のほうが多いですし、日本の洋菓子は、欧米のものより甘さ控えめです。

コンビニスイーツを買う際には、パッケージに栄養成分表示がありますので、糖質量もカロリー

■ 和菓子と洋菓子の糖質量・カロリー

		糖質量	カロリー
和菓子	せんべい（1枚：約20g）	17g（8.5g/10g）	約 75kcal
	羊かん（1切れ：約50g）	35g（7g/10g）	約150kcal
	大福（1個：約100g）	50g（5g/10g）	約250kcal
洋菓子	クッキー（1枚：約10g）	7g（7g/10g）	約 45kcal
	チーズケーキ（1つ：約100g）	25g（2.5g/10g）	約320kcal
	シュークリーム（1個：約80g）	20g（2.5g/10g）	約170kcal

も記載されたものを確認することを習慣づけましょう。１つの量も種類も違うものを比較するのは難しいのですが、和菓子に比べ、洋菓子の糖質量は、総じて極めて低いことがわかります。

寒天で固めてあっても、小豆を使っていても、羊かんにはたっぷり砂糖が使われているので、糖質が高く、食後血糖値を爆上げするお菓子です。

結局、一番大事なのは糖質量なのです。

ポイントとまとめ

◆糖尿病の人のスイーツ選びの重要度は、「糖質＞カロリー＞繊維量や脂質量」

◆和菓子に比べ、洋菓子の糖質量は格段に低い傾向にある

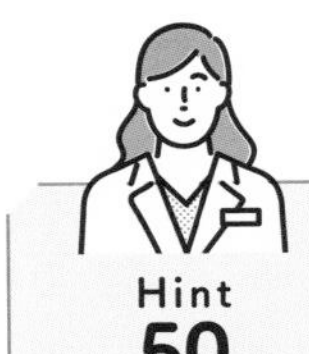

Hint
50

糖の吸収を抑える食材を積極的に使って、血糖値の急上昇を防ぎましょう！

食前に水溶性食物繊維を摂ると、糖の吸収は緩やかになります。**「食前に食べる」のがポイント。**食中や食後だと効果が出にくいので気を付けてください。

【オクラ】　オクラのネバネバが糖の吸収を緩やかにする、と聞いたことはあるでしょうか。昔から日本人は、ネバネバ、ヌルヌルの食品を信奉する傾向にありますよね。そのネバネバの成分は、水溶性食物繊維の一種、ペクチンです。ペクチンは、オレンジやリンゴなどにも多く含まれますが、フルーツは糖質が多いので控えましょう。同様にヤマイモもヌルヌルしていて体に良さそうですが、１００g当たりの糖質は約20gもあります。他の芋類よりは低いですが、それでも血糖値は上げやすいので適量で。

【納豆】　納豆もネバネバしていますが、納豆の糸の主成分は、血糖値とは無関係です。しかし、納豆は食物繊維が豊富で、水溶性も不溶性も含んでいるのがすぐれている点。特に、水溶性食物繊維は糖の吸収を緩やかにするので、食後の血糖値の急上昇を抑えます。低糖質なので積極的に取り入れましょう。

【大麦・オートミール】 水溶性食物繊維といえば、大麦やオートミールもオススメです。ただ、水溶性食物繊維は便に水分を与えて軟らかくするので、摂り過ぎると便が緩くなることもあります。積極的に摂るべきですが、適度に。水溶性食物繊維のトクホやサプリもありますが、用法・用量は守りましょう。

【海藻】 低糖質で水溶性食物繊維が豊富なものに、わかめや昆布、ところてんなどの海藻があります。でも海藻類を食べ過ぎると、甲状腺ホルモンが乱れる原因になるのでNGです。特に甲状腺ホルモンが過剰なバセドウ病、逆に不足する橋本病と診断されている人は、海藻類の過剰摂取が治療経過を乱すことになるので注意しましょう。

ポイントとまとめ

◆食前に水溶性食物繊維を摂ると、糖の吸収が穏やかになる
◆適量のネバネバ食材は、糖の吸収を緩やかにして、食後の血糖値の急上昇を抑える

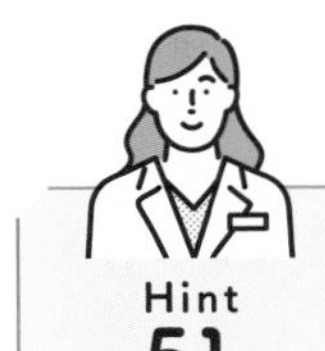

Hint 51

腸活から血糖値を下げる5つのポイント

腸内環境を整える**「腸活」**の目的は、善玉菌を悪玉菌より優位に保つ環境づくり。善玉菌は肥満や血糖値の上昇を防ぎ、免疫力をアップさせ、悪玉菌は有害物質や発がん性物質を生んで体に悪影響を与えます。腸内環境を整え、血糖値を下げましょう。

《善玉菌を増やして腸内環境を整えるポイント》

①ヨーグルトなどの善玉菌（乳酸菌やビフィズス菌）を多く含む発酵食品「プロバイオティクス」を食べること。悪玉菌が増えると慢性的な炎症を起こし、インスリン抵抗性をきたします。ヨーグルトで善玉菌を増やしてインスリン抵抗性を予防しましょう。ただし、甘味の追加や乳製品の摂り過ぎは、糖質や脂肪の過多になるため、逆に血糖値は上昇。健康に良いと言っても、適量を心がけて。サプリメントでもＯＫですよ。

②水溶性食物繊維を多く含む食品を摂ると、食事の消化・吸収が緩やかになるため、血糖値の

上昇も穏やかに。また、水溶性食物繊維は善玉菌の餌になるので善玉菌を増やします。こういう食品を**「プレバイオティクス」**と言います。食事から摂取することが難しいなら、難消化性デキストリン（78ページ）のサプリメントを利用してみてもいいですね。

③プレバイオティクスにはオリゴ糖のような難消化性糖質もあります。甘味があるのにカロリーが低く、血糖値も上げないので、砂糖やはちみつ代わりに普段使いに。

④不溶性食物繊維は、便のかさを増して腸の動きを活発にするので排便が促され、腸内の有害物質と一緒に排出してくれます。

⑤ウォーキングやストレッチ、マッサージなどの軽い運動でも、腸が刺激されることで腸の動きが活発になり、腸内環境にプラス効果。こまめに動くことを心がけて。

ちなみに、食物繊維の種類を意識して選ぶことは難しいので、大豆、海藻、キノコ、葉物野菜などの糖質の少ない食物繊維を意識しましょう。腸内環境を整えるには、ゆっくり気長に、が大切です。

ポイントとまとめ

◆大腸の善玉菌を増やす「腸活」は、糖尿病や肥満に効果的

◆「プロバイオティクス」と「プレバイオティクス」は一緒に摂取を心がけると効果絶大

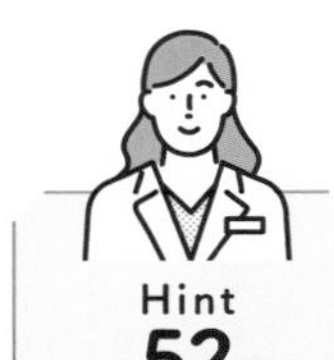

Hint 52

調味料の糖質って、意外と高いんです！ しょう油、みそ、ソースの糖質に気を付けて！

患者さんの話を聞くと、料理にソースなどを「ダボダボ」とかけるのがお好きな方が多いなぁと感じます。

実は、調味料って盲点！ 糖質量の多いものが結構あるんです。みりんは甘いので想像がつくでしょうが、大さじ1杯で約7・8gの糖質です。ソースはウスター、中濃、とんかつの中では、中濃の糖質が一番多く、大さじ1杯で約5・4g。みそかつソースも甘いですよ。ケチャップは約4・7g、マヨネーズは約0・2gと少なめですが、意外なことにカロリーハーフは約0・3gと若干増えます。酢は、穀物酢は約0・36gですが、甘味を加えたすし酢は約5gあります。しょう油には地域差があり、私の地元山口や九州は甘いです。普通の濃口しょう油で約1・4gですが、九州の甘口刺身しょう油は約3・2gもあります。みそは、種類によって違い、白みその約5・8gが一番多いです。糖質ゼロのみりんや料理酒、お酢が発売されているので、活用しましょう。

■ 調味料の平均的な糖質量

調味料	糖質量（g）※
みりん	7.8
ウスターソース	4.5
中濃ソース	5.4
とんかつソース	5.0
ケチャップ	4.7
マヨネーズ	0.2
カロリーハーフマヨネーズ	0.3
穀物酢	0.3
バルサミコ酢	2.9
すし酢	5.0
濃い口しょうゆ	1.4
甘口刺身しょうゆ	3.2
米みそ	3.0
白みそ	5.8
麦みそ	4.3

※ 大さじ一杯（15ｇ）

糖尿病は味覚障害も併発しやすいので、どんどん濃い味付けを求めるようになります。濃い味に慣れると糖尿病だけでなく、高血圧や肥満症などの原因になるので、ぜひ、薄味にシフトチェンジを。薄味に慣れるには、昔から栄養士さんたちが提唱しているコツがあります（137ページ）ので、ご家庭でも取り入れてください。薄味の料理をゆっくりよく噛み、味わいましょう。

ポイントとまとめ

◆ソースやケチャップ、しょう油など調味料には、意外に糖質が含まれている

◆調味料の使い過ぎは血糖値を上げるだけでなく、肥満や高血圧のリスクもアップ

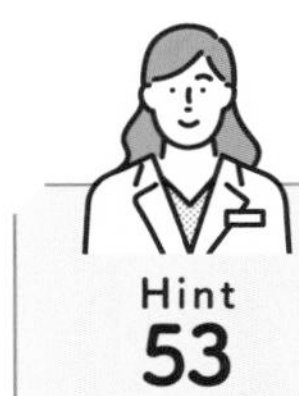

Hint
53

食前の「酢」は、血糖コントロールの強い味方！でもお酢ドリンクは……

お酢は、古くから健康に良いとか、体を柔らかくする、などと信じられてきました。体を柔らかくするというのは、まったくの誤解ですが、健康効果については、お酢に含まれる酢酸が、食後血糖値の上昇を抑えたり、血圧の上昇を抑えたり、脂肪の燃焼を促進したりするなど、さまざまな研究が進んでいて楽しみです。

食後血糖値については、糖尿病ではない人が食酢大さじ1杯を加えた食事をすると、加えない場合と比べ、上昇が抑えられたという実験結果が複数報告されています。効果を高めるには、「食前」にお酢を摂るのが望ましく、αグルコシダーゼ阻害薬（196ページ）や難消化性デキストリン（96ページ）と同じイメージで摂ってください。毎食前が難しければ1日で1番ボリュームのある食事の前でもOK。１日に大さじ1～2杯が目安です。

私の患者さんに、血糖コントロールがとても良い方々がいます。食事内容を聞くと、食前にもずく酢などの酢の物を摂っている方が多いです。お酢効果だけでなく、「食前にお酢を摂る」という行為が健康意識を高くして、暴飲暴食を食い止め、相乗効果で血糖値が良いと思われます。

ここで注意！　リンゴ酢などは、大さじ1杯なら糖質約1～2gなので、気にしなくてもいい程度ですが、甘味の入った市販のお酢ドリンクのなかには、糖質がかなり多いものもあるので要注意です。さらに、原液は胃への刺激が強いので薄めて飲みましょう。料理でも、砂糖を用いた甘酢あんをからめた酢豚ではなく、ついでにベジファーストもできる酢の物やピクルスのほうがオススメです。そのほかにも、骨付きの肉をお酢や甘味料で煮込むと、サッパリしておいしいですし、加熱することで酸味が飛んで食べやすいうえ、効果は失われません。しかも、お酢にはカルシウムの吸収を助ける効果があります。カルシウムは糖尿病対策にもなるので、ダブルの効果が期待できそうですね（128ページ）。

毎日の食事にお酢を取り入れて、おいしく血糖値を下げましょう。

ポイントとまとめ

- お酢が食後血糖値の上昇を穏やかにするという報告多数。1日大さじ1～2杯で
- 甘味の入った市販のお酢ドリンクには、糖質の多いものがあるので注意が必要

Hint 54

飲めば変わる！「からだ応援ドリンク」と「血糖値はね上げドリンク」

私は、飲み物には糖質は不要だと思う派ですが、たまには甘いものが飲みたいという方は、**栄養成分表示を見て、100ml当たり糖質5g以下のものを選びましょう。**

《オススメの「からだ応援ドリンク」》

トクホのお茶：難消化性デキストリンやグァバ茶ポリフェノールで食後の血糖値の上昇を抑えます。食事前や食事中に飲んでください。ただし、血糖値が気になる人がたくさん飲んで、血糖値がぐんぐん下がるわけではありませんので誤解しないで。

コーヒー：カフェインが交感神経を刺激し、血糖値を上昇させるホルモンが増加することが指摘されていますが、実際は上がらないことがほとんど。ブラックがベストですが、甘味を足すなら人工甘味料で、牛乳よりは豆乳かアーモンドミルクで。

豆乳：牛乳200ml当たり糖質約10gですが、調整豆乳だと約5g、無調整豆乳だと約3g。満腹感もあるし、植物性たんぱく質なので、朝食にパンだけ食べるよりも豆乳と一緒に食べたほうが、食後の血糖値は上がりにくくなります。

トマトジュース：糖質は２００mlあたり６〜８gと、まあまあ含まれていますが、トマトに含まれるリコピンは抗酸化作用が強く、動脈硬化や生活習慣病の予防効果があります。塩分の排泄を促すカリウムの量が豊富なため、血圧の改善に期待。ただし無塩を選んで。

《やめておいたほうがいい！「血糖値はね上げドリンク」》

野菜ジュース：野菜不足を補おうと野菜ジュースを飲む方も多いですが、２００mlのパックで糖質約20g。血糖値に響きます。果物ジュースも糖質の量は同じくらい。

乳酸菌飲料：小さな容器の65mlでも糖質は約10g。私は低血糖のときに飲むほど。

スポーツドリンク：２００mlあたり糖質約10g。糖質オフのものを選びましょう。

カフェオレ：紙パックのカフェオレは、２００ml当たり糖質が約20gも。

ポイントとまとめ

◆飲み物は、栄養成分表示を見て、１００ml当たり糖質５g以下のものを

◆トマトジュースは、リコピンの抗酸化作用などに期待したいのでＯＫ

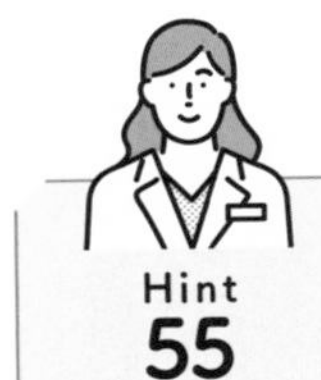

Hint 55

代用甘味料を賢く使う！甘いのに低カロリーな強い味方

人間が生きるにはエネルギーが必要です。そして、人間は太古からの本能なのか、エネルギーが豊富な甘いものを欲します。そう。人間はスイーツの誘惑に抗えないのです。これは、厳しい自然のなかで生きた時代の名残といえるのかもしれませんね。

しかし！　現代は栄養過剰の時代。甘いものの誘惑に負け続けていると……肥満や糖尿病を招いてしまいます。そんな悲劇をどう回避すればよいのでしょう……？

そんな時に役立つのが、**低カロリーの「代用甘味料」**。甘くて低カロリーだから、血糖値が気になる糖尿病の人や予備軍の人、ダイエット中の人にとっては、まさに救世主です。

甘味料はまず「糖質系」と「非糖質系」の2つに分かれます。糖質系はさらに、「砂糖」、「でんぷん由来の糖（ブドウ糖や果糖、麦芽糖等）」、「その他の糖（オリゴ糖等）」、「糖アルコール（エリスリトール等）」の4つに分類されます。非糖質系は、「天然甘味料（ステビア等）」、「人工甘味料（アスパルテーム等）」の

2つがあります。

砂糖の代わりに代用甘味料として使われるオリゴ糖やアスパルテームなどのカロリーが極めて低いのは、なぜでしょう？　本来、エネルギーを吸収するのは小腸の役割ですが、オリゴ糖等の場合は、小腸でエネルギーが吸収されず、そのまま大腸へ。大腸に行ったオリゴ糖は、そこでいわゆる善玉菌のエサになるため、善玉菌も増え、いいことずくめです！　アスパルテーム等の場合は、甘味が砂糖の何百倍もあるため、ごく少量の使用ですみます。つまりその分、カロリーが抑えられるというわけですね。

さあこれで仕事中に「甘いものほし〜い！」なんてイライラしても、問題なし。**スティック型の代用甘味料**をバッグやポケットにそっと忍ばせて持ち歩いておけばいいのです。これでオフィスでも、外出先でも、罪悪感なく、甘〜いコーヒーを楽しんじゃいましょう。もう、甘い誘惑は怖くないのだ〜！

ポイントとまとめ

◆代用甘味料は、砂糖よりも低カロリーなのでスティック等で携帯するのがおすすめ
◆オリゴ糖等の代用甘味料は、大腸で善玉菌のエサになってくれる

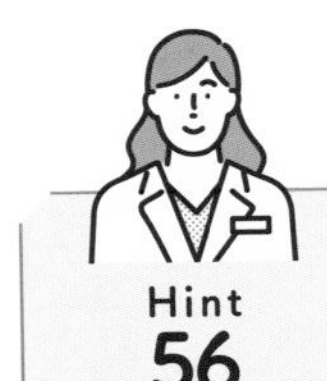

Hint
56

カルシウムとビタミンDは、「一緒に」と「多めに」がポイント

カルシウムとビタミンDは骨を丈夫にする成分として知られていますが、実は糖尿病とも関係があります。膵臓にあるβ細胞からインスリンが分泌される時にカルシウムが必要で、一方、β細胞にはビタミンDを受け入れる入口（＝受容体）があり、インスリン分泌に関わっているのです。

では、カルシウムやビタミンDを摂取すれば血糖値が下がるかというと、そう簡単にはいかないのが残念なところ……。例えば、骨粗鬆症の人は治療でビタミンD製剤を内服しますが、血糖値は下がりません。

ただし、原因はまだわかっていませんが、**カルシウムとビタミンD、両方の摂取量の多い人は、糖尿病になるリスクが低下する**という報告が数多くあるんです。糖尿病とまだ診断されていないけれど血糖値が心配な人は、カルシウムとビタミンDを意識して摂ることでそのリスクを減らすことができます。**実は、ビタミンDがポイントで、カルシウムの吸収を助けているのです。**ビタミンDは、食物からだけでなく、日光を浴びることでも体内で合成されます。食事だけでは充分な量のビタミンDが摂取できないので、日光を浴びることでビタミンDを増やし、カルシウムも増やしましょう。日差しの弱い冬になると血中ビタミンDが減るうえ、寒さのせいで運動量が減り、美味しいものが増える時期で、食事会のイベントも多くなるので、血糖値が上昇する人が増えます。

冬の日照やビタミンDの減少と糖尿病の発症には因果関係がありそうです。

しかし、カルシウムとビタミンDを摂り過ぎると、体に溜まって過剰症を招きます。高カルシウム血症になると便秘や嘔吐などの症状がみられ、重症化すると意識障害を起こして死に至る恐れもあるので要注意です。特にサプリメントでの摂取は過剰症になりやすいので主治医と相談してください。なにごとも、過ぎたるは及ばざるが如しなのです。

ポイントとまとめ

◆カルシウムとビタミンDは、インスリン分泌をサポートしていると考えられる
◆カルシウムとビタミンDを、「一緒に」しっかり摂ると、糖尿病リスクが軽減

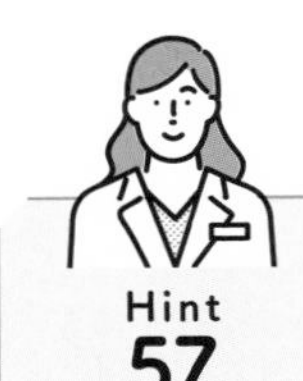

Hint
57

体のすみずみまで届く、水を飲もう！

人間の健康は食べ物や運動、環境など、いろんな要素によって作られています。もちろん、水も重要であることは、皆さんご存じでしょう。なにしろ人間（成人）の体の約60～65％は水が占めているのですから。

糖尿病によってインスリンの分泌が減ったり、インスリンの作用が低下したりすると、血液中の糖の濃度が高くなります。通常、糖は腎臓で再吸収され、尿には排泄されません。しかし、血液中の糖の濃度が高くなり過ぎると、腎臓から多量の水分と一緒に糖が尿として排泄されるようになります。それで、尿の量や回数が増えるのです。すると、当然、体は脱水状態になります。そして、それを改善しようと、多量に水分を摂るようになるのです。「のどが渇く」「水を大量に飲む」「トイレが近い」など、糖尿病の方と「体の水」のかかわりは、とても深いと言えるでしょう。

飲み物と食べ物から摂取した水分は、血管を通して、全身にくまなくブドウ糖などの栄養素や酸素を運び、腎臓を通して老廃物を排出します。その際、水分が少ないと、いわゆる「血液ドロドロ」になり、脳梗塞や心筋梗塞のリスクが上昇。腎臓に負担もかかるので糖尿病腎症を予防するためには避けたいところです。さらに毛細血管での栄養素や酸素の流れが悪くなるので「エネルギー代謝」が低下します。血糖値は血液中のブドウ糖の濃度なので脱水状態では血糖値が上がります。逆に、充分な水分があれば、代謝が上がり、血糖値は下がりやすくなりますよ。

欧米の研究では、1日に必要な水分量は、1日1・5ｌとされていますが、日本では、「健康のため水を飲もう」推進運動（厚生労働省）でも、量は設定されていません。ただ、「こまめに飲む」こと、「起床時と入浴後には、それぞれコップ1杯飲む」ことを推奨しています。

ところで、「バナナはおやつに含まれますか？」のノリで、「お酒は水分に含まれますか？」と聞く方もいますが、答えはＮＯです。アルコールは利尿作用がありますから、水分補給にはなりません。ご注意を。

ポイントとまとめ

◆体に充分な水分があれば、代謝が上がり、血糖値も下がりやすくなる
◆アルコールは、利尿効果があるため、水分補給にはならない

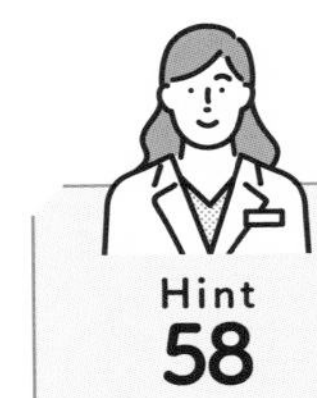

Hint
58
大豆のセカンドミール効果で1日の血糖コントロール

朝食を抜くなど空腹の時間が長くなると、次の食事の後に高血糖が起きやすくなります（70ページ）。これは、長い絶食期間で血液中の遊離脂肪酸が増加し、インスリン抵抗性を引き起こすため。もちろん、おなかが空き過ぎて、いつも以上に多く食べてしまうのも原因のひとつ。

朝食は、ただ食べるだけでは不充分で、朝食の内容によってその日の血糖値が大きく左右されます。先に食べた食事（ファーストミール）の内容が、次に食べる食事（セカンドミール）の食後血糖値に影響を与えることを**「セカンドミール効果」**といいます。

実は、**ファーストミールが高糖質だと、セカンドミールでも食後高血糖になることがわかっています。**逆に、ファーストミールを水溶性食物繊維やたんぱく質の多い低ＧＩ食（72ページ）にしておくと、セカンドミールの食後血糖値の上昇が緩やかに。

こんな実験があります。3グループに分け、ファーストミールを1つ目のグループは低ＧＩ食、

２つ目のグループは普通食、３つ目のグループは絶食（水だけ）にし、セカンドミールは３グループとも同じ食事にしました。すると、１つ目のグループは、セカンドミールの食後血糖値の上昇が緩やかになり、２つ目のグループは、それよりも高くなりました。一番上昇したのは、ファーストミールで水だけ飲んだ３つ目のグループ。ファーストミールの食後の血糖値が低くなれば、次の食前の血糖値も低くなり、その食後の血糖値も下がります。効果が持続し、血糖値の良い連鎖が起こるんです。食事の内容を工夫して、サードミール（夕食）の食後血糖値まで改善しちゃいましょう。

朝食にする低GI食にオススメなのは納豆。朝食の大豆製品はセカンドミール効果を高めます。納豆はごはんと一緒に食べたり、食パンに少量のチーズと一緒に乗せてトーストしたり、手軽に食べられて便利。大豆の煮物やおからの卵の花を作り置きにしてもいいですが、その場合、味付けは薄く、砂糖は少な目に。パン派の方は、全粒粉のパンにチーズ、サラダに豆乳をプラスして。

ポイントとまとめ

◆「セカンドミール効果」とは、食事の内容による血糖値の良い連鎖のこと
◆朝食に納豆や豆乳など、大豆製品を摂り入れるとセカンドミール効果が高まる

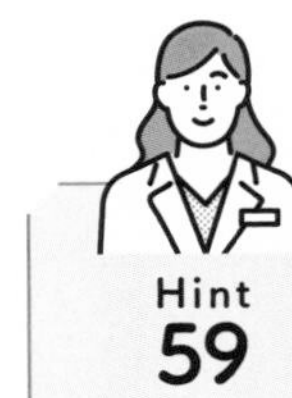

Hint 59

コレステロール「高いほうがいい」なんて、ありえない！ 糖尿病とのふかーい関係

「コレステロールは気にしなくて大丈夫！　むしろ高いほうがいい！」な〜んて言葉を耳にしたこと、ありませんか？　とてもキャッチーで魅力的な言葉ですが、厚生労働省から医師免許をもらい、日々、真面目に診療しているほとんどの医師にとっては、これは信じられない暴言です。

そもそも、この混乱の元凶は、日本動脈硬化学会と日本脂質栄養学会の間に起こった**「コレステロール論争」**。日本動脈硬化学会の基準に従って診療することが一般的なので、以下、それに従って説明しますね。

厚生労働省が5年ごとに公表する『日本人の食事摂取基準』では、２０１５年からコレステロール摂取の上限値がなくなりました。食事から摂取するコレステロールが血液中の悪玉コレステロールに与える影響については、個人差が大きいからです。もちろん、上限値がなくなっても、「コレステロールをどれだけ摂取しても大丈夫」という意味ではありません。健康で若く、リスクが低い場合は、悪玉コレステロールの基準は160mg／dl未満、喫煙や高血圧などの危険因子の有無によっては140mg／dl未満を目標にします。そして、糖尿病の人は、悪玉コレステロール120mg／dl未満が目標値です。これは脳梗塞や心筋梗塞などの血管が詰まる病気のリスクが、より高いから。悪玉コレステロールは、単独でも動脈硬化を進展させる効果が強烈なんです。

血液中のコレステロールは、肝臓で作られるものと食事から摂取されるもので、できています。肝臓で作られるものの方が多いので、食事に注意しても悪玉コレステロールは改善しないという意見もありますが、実際は、**悪玉コレステロールが高い人は、食事でさらに数値が上がります。**肉の脂身や加工肉、牛乳やヨーグルト、チーズなどの乳製品といった動物性脂肪に含まれる飽和脂肪酸によって悪玉コレステロールが増えるのです。健康な人は、卵を何個食べてもコレステロールに影響しませんが、悪玉コレステロールが高い人は、数値が上がるので、1日1個程度にしましょう。

ポイントとまとめ

- ◆「コレステロールをどれだけ摂取しても大丈夫」というのは誤解なので、信じないで
- ◆悪玉コレステロールは、動物性脂肪に含まれる飽和脂肪酸によって増える

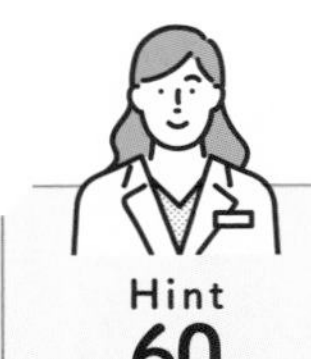

Hint 60

糖質オフだけじゃない！ 塩分カットも血糖値を下げるには必要です！

糖尿病になったら、「減塩」を心がけましょう。

……と言われたら、驚きますよね？　「塩分？　糖質やカロリーじゃないの？」と。糖質やカロリーを抑えるのは、基本の「き」ですが、糖尿病患者さんにとっては、減塩もとても重要であることを知っていただきたいのです。

たしかに、塩が血糖値を直接上げることはありません。でも、味の濃いものは高カロリーであることが多く、結果太りやすくなるうえ、インスリン抵抗性が強まり、血糖値が上がります。

そして、問題はそれだけではありません……。

糖尿病の合併症のなかには**「味覚障害」**があります。食塩のしょっぱさを感じにくくなると、普通の塩分量の食事では物足りなくなってしまいがち。食べながら、「追い塩」「追いしょうゆ」「追いソース」など、ついつい塩分を追加し、過剰な塩分摂取になる恐れがあります。この過剰な塩分摂取によって高血圧になり、糖尿病の合併症、特に糖尿病腎症を促進してしまうという悪循環が生じるのです。

糖尿病の人は将来の腎臓を守るためにも、減塩で高血圧を避けなければいけません。また、糖尿病の人は、糖尿病を持っていない人に比べて高血圧の割合が多く、逆に、高血圧の人も、そうでない人に比べて糖尿病の頻度が高めであることがわかっています。

最後に、減塩に努めながら、おいしく適量の食事を味わうヒントをご紹介しましょう。

①新鮮な材料を選ぶ、②うま味を効かせる、③酸味を利用する、④香味野菜や香辛料を利用する、⑤焼いた香ばしさを利用する、⑥油のコクを利用する、⑦砂糖の味付けを控えめにする、⑧汁物は1日1回とし、具だくさんにする、⑨調味料は計って使う、⑩味付けは調理の最後にする、⑪だし割りしょうゆにする、⑫ソースやしょうゆは小皿に入れて使う、などです。

ポイントとまとめ

◆味の濃い食事でインスリンの効きが悪くなり、血糖値が上がるので減塩を

◆過剰な塩分摂取によって高血圧になり、糖尿病の合併症が促進される

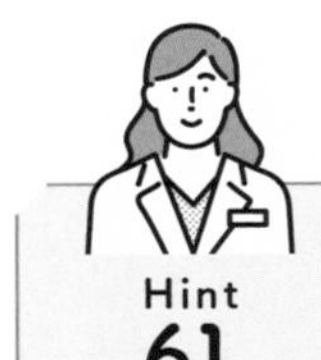

Hint
61

どんどん食べて良い野菜と、糖質が多い「要注意な野菜」

糖尿病専門医としては、「糖質制限」には賛成できませんが、日々の食事で糖質の量を意識することは大切だと思っています。ただ、食事で「糖質」をコントロールしようと思うと、みなさん、どうしても主食である米や小麦などに目が向きがち。

でも、**糖質が多い「要注意な野菜」**に無頓着ではありませんか？

糖質が多い野菜といえば、イモやニンジン、ゴボウなど、土に埋まって育った根菜。例えばジャガイモは100g当たり16・1g。イモはでんぷんだから、糖質が多いのも納得だと思います。

でも、ニンジンはβカロテン、ゴボウは食物繊維が豊富で、ヘルシーなイメージがありますから、糖質の多い要注意野菜と言われるのは意外かもしれませんね。きんぴらごぼうなんて、実は糖質が1人前（約80g）に、約12gほど含まれているんですよ。だからと言ってきんぴらを食べるなと言うわけではありません。「きんぴらはダイエットにいいから生活習慣病の味方、たくさん食べよう」

なんて思っていると、血糖値が上がってしまいますよということです。きんぴらを食べるなら、量は控えめにすることをオススメします。タマネギ、レンコン、サトイモなども根菜で、糖質は高めです。そのほか、どんな野菜に注意が必要でしょう？　カボチャは一見、糖質が多そうですが、実は100g当たり2・8gと控えめです。でも、煮物にするとき、砂糖を加えたら元も子もありません。甘く煮るときは代用甘味料を使いましょう。トウモロコシは甘いだけあって、100g当たり13・8gもあります。

逆に、糖質が少ないのは、キャベツやレタス、ほうれん草などの葉物野菜です。それから、エダマメやスナップエンドウ、キヌサヤ、グリーンピースなどの豆類。食事のとき、糖質の少ないものを先に食べると糖質の吸収速度が緩やかになります。糖質の高い要注意野菜を食べるなら、その前に葉物野菜や海藻料理を食べるようにしましょう。

ポイントとまとめ

◆野菜の中にも、根菜など「糖質の多い要注意な野菜」があるので注意
◆葉物野菜は糖質が少ないので、糖質の多い野菜より先に食べるようにすると良い

第3章 血糖値を上げない「運動法」と「生活習慣」

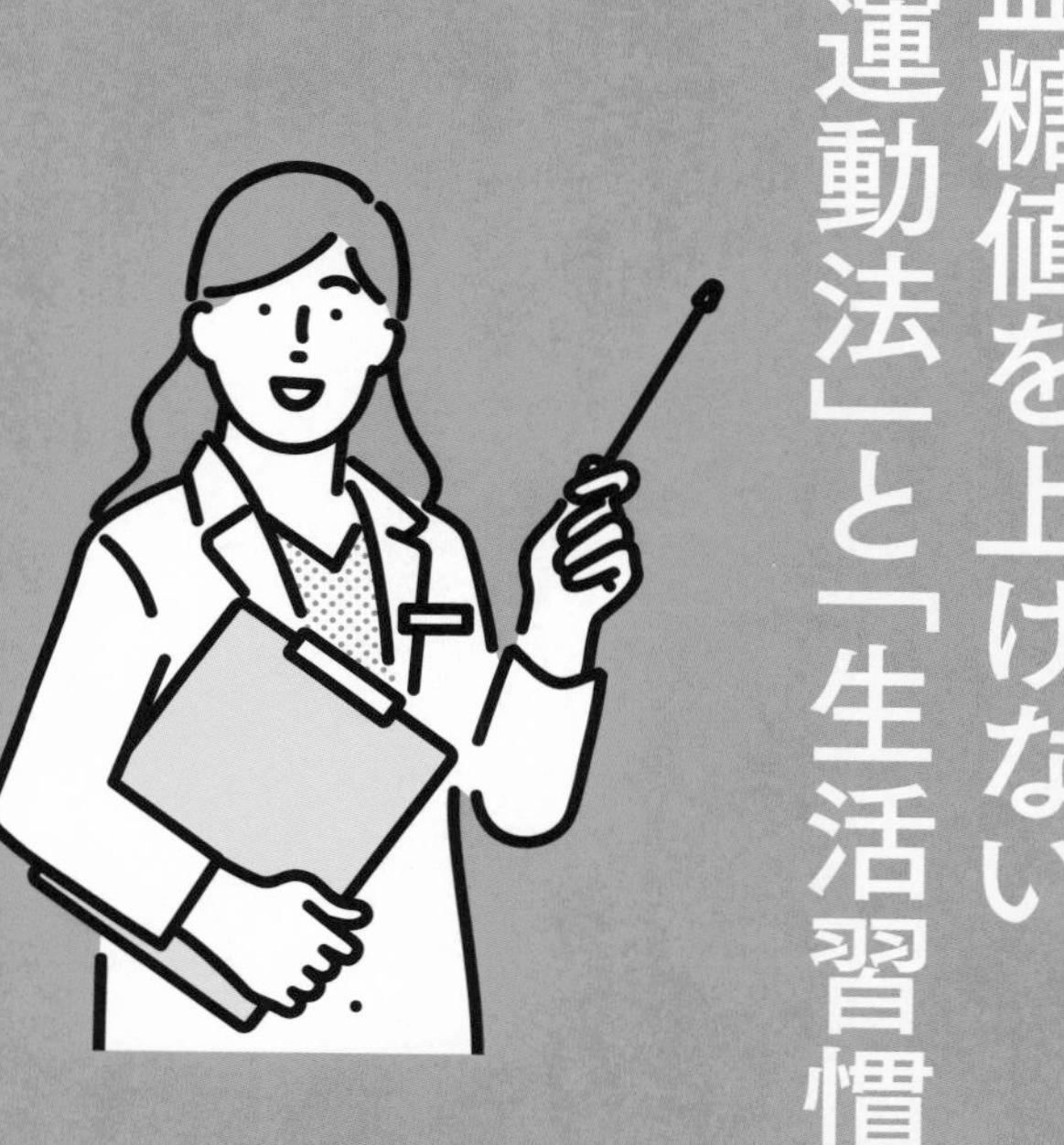

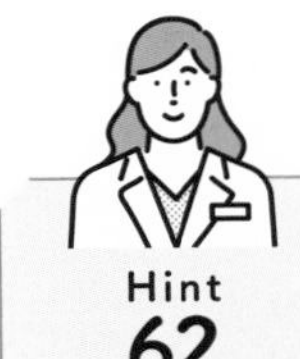

Hint 62

その糖分摂取、食後の運動で「なかったこと」になるかも⁉

血糖コントロールのためには、運動が大切。まずは、食後の運動についてお話ししましょう。だって、ぜひぜひ、日々の生活に取り入れてほしいことですから。

食事をすると、ブドウ糖が体内に摂り入れられ、食後は誰でも血糖値が上がります。健康な人であれば、このときでも１４０mg／dl以上にはなりませんが、糖尿病の人は、食後高血糖になる恐れがあります。さらに、急激に高血糖、さらに急降下で低血糖になる「血糖値スパイク」(46ページ)は、眠気やだるさを招き、場合によっては気分が悪くなったり、ふらついて倒れてしまったりする恐れも……。そして、心筋梗塞や脳卒中のリスクも高めます。

「食べてすぐに寝ると、牛になる」という行儀の悪さを戒めることわざは、**「食べてすぐに寝ると、高血糖」**として、心に刻んでおきましょう。食後高血糖は眠気を誘いますが、その誘惑にのってはダメです。学校やオフィスによっては、昼食後の昼寝を推奨しているところもありますが、糖尿病の人は昼寝ではなく、デスクを離れてウォーキングに出かけたり、軽い運動をしたりするほうが100万倍、健康に良いですから。

食後の運動のタイミングについては、食事が終わって1時間程度したころの15分程度の運動で高血糖を防ぐことができます。ウォーキングなら、息が弾むくらい、少し速めのスピード、広めの歩幅を心がけると効果的。こまぎれ運動（152ページ）も効果的ですよ。室内でしたら、スクワットやかかと落とし（153ページ）なども良いでしょう。オフィスの階段を上り下りするのも良いですね。食後の血糖値スパイクを少しでも、なかったことにできるかもしれません。

ただ、運動もやみくもにやればいいというわけではありません。血糖コントロールの状態が良くないとか、合併症を発症しているという場合は、リスク回避のため、まずは担当医にご相談ください。何度も言ってしまいますが、運動する分、食べて良いというわけではありません。適度な食事と運動の両輪で血糖値を改善しましょう。

ポイントとまとめ

◆「食べてすぐに寝ると、高血糖になる」ことを心に刻みましょう
◆食後1時間ころ、15分程度のウォーキングなどの運動をして血糖値スパイク対策

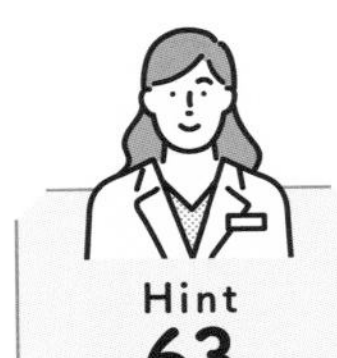

Hint 63

リバウンドは、命まで縮めるって本当⁉

答えを先に言うと、これは残念ながら「YES」です。

ダイエットとリバウンドを繰り返すことを「ウエイトサイクリング」「ヨーヨーダイエット」と呼び、この状態になると、やせにくくなるばかりか、逆に太りやすくなってしまいます。そのせいで、**血糖値を改善しにくくなり、死亡率が上がる**という報告もあるほどです。

人間の体は、筋肉の量が多いほど基礎代謝が高くなり（154ページ）、筋肉や骨・内臓など脂肪以外の部分「除脂肪組織（LBM：lean body mass）」は、基礎代謝を高めて脂肪を減らします。つまり、運動なし、食事制限だけのダイエットでも、いったんは脂肪も減りますが、筋肉量が落ちるのでLBMも減少。その後、リバウンドすると、筋肉量が落ちているせいで基礎代謝も落ちているため、脂肪が残ります。**リバウンドのたびに「基礎代謝が落ちる↓LBMが減る↓脂肪が残る」を繰り返す悪循環が、「ウエイトサイクリング」です。**

■ リバウンドを繰り返すと太りやすくなる

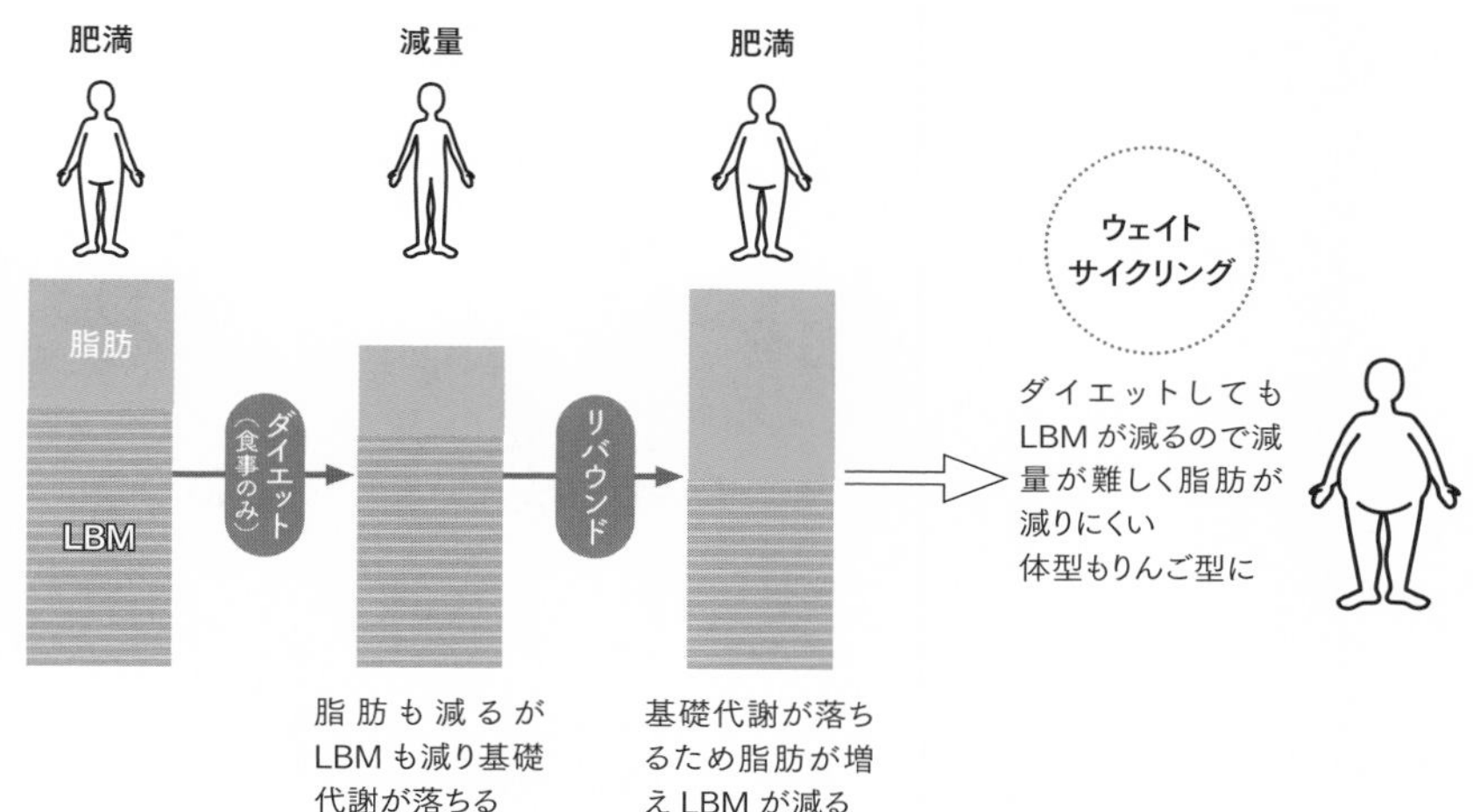

しかも、悪いことに、ここで増える「脂肪」は、内臓脂肪となってお腹周りにドカッと付く「りんご型肥満」を呼び、生活習慣病を引き起こしやすいのです。脂肪肝にもなるのでインスリン抵抗性により、血糖値も上がり……と、リバウンドを繰り返すと良いことはありません。

食事も運動も、過度なノルマはリバウンドのもと。「心地よい」「楽しい」を心がけましょう。

ポイントとまとめ

◆リバウンドを繰り返すと太りやすくなり、内臓脂肪の蓄積や脂肪肝で血糖値も上がる

◆リバウンドをするような生活習慣が大問題。寿命まで縮みます

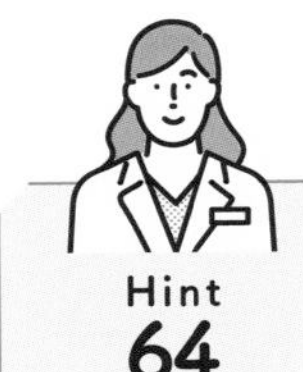

Hint 64

「歩き方」を変えるだけで、通勤通学がダイエット運動になる！

血糖値改善やダイエットのために、ウォーキングを頑張っている方も多いのではないでしょうか？　忙しくて時間が取れないという人も、通勤通学や外出時の「歩き方」を変えれば、無意識に歩いているよりも消費カロリーは、ググッと上がるんです。

ぼんやり歩くのは、もったいない！

通勤通学、あるいは外出時に、どんどん歩こうと決めたら、「自分の足に合った靴」を履いてください。行った先で革靴やヒールが必要なら、バッグあるいはリュックに入れて持っていけばいいんです。**糖尿病が進行すると、末梢神経障害や足の血行障害による足の壊疽で、足を切断することがあります。実は「靴ずれ」が、そのきっかけになることが多いので、糖尿病の方は、足に合わない靴で歩くのは、厳禁です！**

歩き方はとても簡単。口角を上げて、背筋をまっすぐ伸ばして、前を見ます。脚は高く上げて歩

■ 血糖値改善やダイエットに効果的な歩き方

口角を上げて、
前を見る
背筋を
まっすぐ伸ばす
お腹は軽く引きしめ、
脚は高く上げる
腕は前後に
しっかり振る
自分に合った靴をはき、
靴ずれ防止
地面にしっかり
着地する気持ちで
歩幅を広くして、
少し速足で

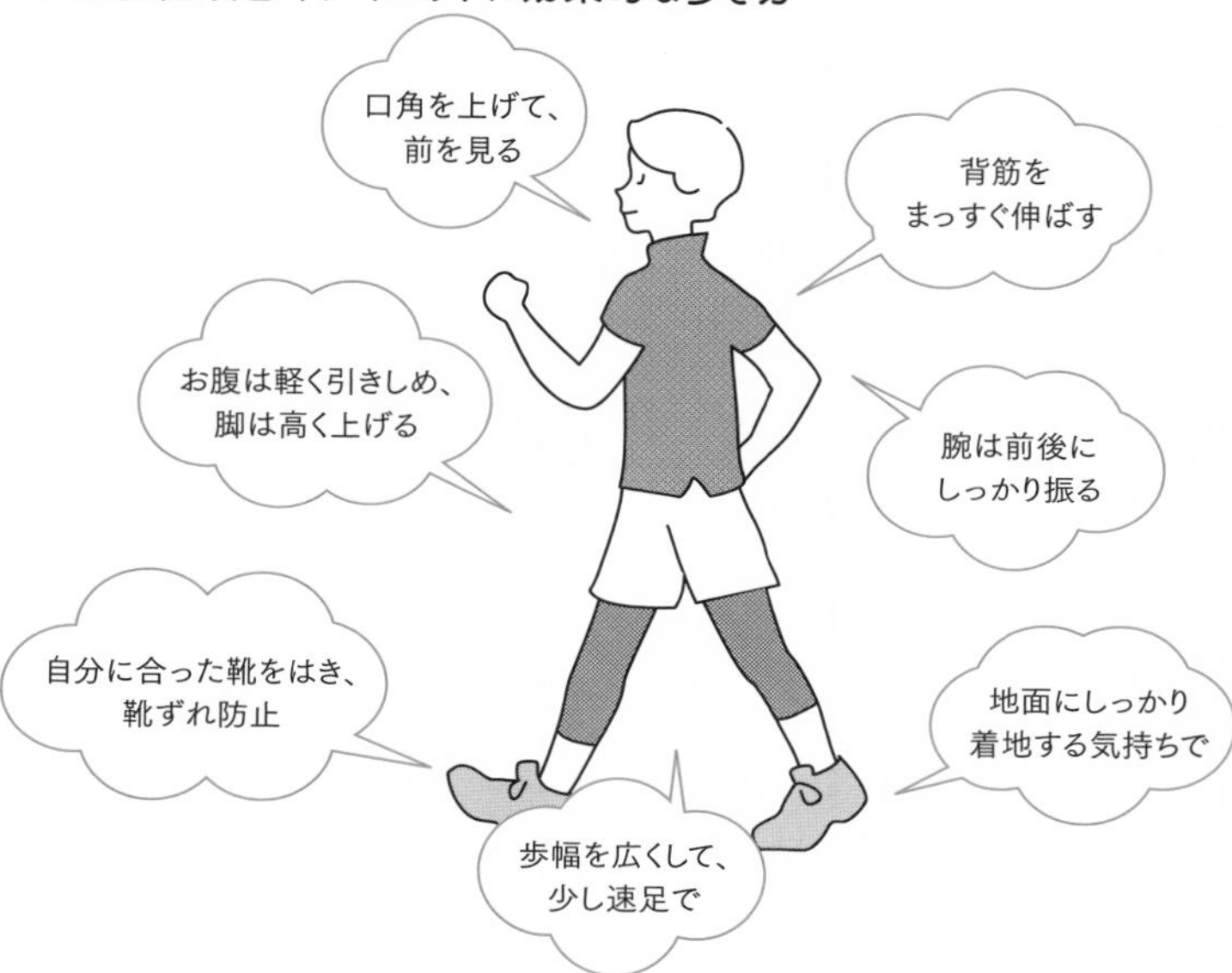

幅を広くし、地面にしっかりと着地する気持ちで。腕は前後にしっかりと振り、少し速足。

プラスαするなら、エスカレーターやエレベーターはやめて階段を使い、昼食後には、職場や学校の階段を往復するのもいいですね。人に見つかると、ちょっと恥ずかしいかもしれませんが、食後の運動は血糖値を下げる効果大。大切なのは、毎日のちょっとした努力です。

ちりも積もれば、効果は絶大！

ポイントとまとめ

◆通勤通学や外出時の歩き方を変えると、消費カロリーがググッと上がる

◆糖尿病の人は靴ずれから壊疽の危険もあるので、足に合った靴を履きましょう

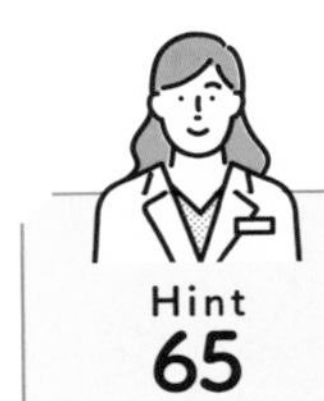

Hint 65

歩くスピードは、「どんぐりころころ」♪

30分のウォーキングで消費するカロリーは、約100kcal。でも、歩く速度を速くすれば、消費カロリーも2倍近くにアップできるんです。だから、ウォーキングに慣れてきたら、スピードを上げて、しっかりカロリー消費しましょう。

そんなときに便利なのが音楽。歩くテンポを一定に保てるし、好きな音楽なら、気分もあがりますね。好きな曲でも、こんどカラオケで歌ってみようと思っている曲を聴きながらでも、脳内再生しながらでも、もちろんいいです。

ではここで、誰もが知ってる曲で、私のオススメを発表します！　それは、**「どんぐりころころ」**！　ちょっと脳内再生してみてください。ほんわかした、あったかい気持ちになりませんか？でも、この曲、意外とクセモノなんです。のんきな気分で、余裕をかまして歩いて、しばらくすると、「あれ？　あれあれ？　なんだかちょっと真剣にならないとリズムに遅れる？　じんわり汗もかいてきた～」となるんです。ためしに10分間、「どんぐりころころ」で歩いてみてください。

さて、**実際にウォーキングする際には、コースにぜひ、盛り込んでほしいのが、坂道や階段。**きついかもしれない、苦しいかもしれない。でも、消費カロリーをアップするポイントです。そう思ったら、頑張れますよね。ただし、坂道や階段での息切れがつらいようなら、狭心症などの心臓の病気が隠れていることがあるので、循環器内科を受診することをおすすめします。

そして、わんこ飼いのみなさん。うちにも2匹の元保護犬たちがいるのですが、お散歩のときって、ついつい、わんこに合わせてゆっくり歩きがちになりませんか？　これ、もったいないです。歩くフォームに気を付けて（146ページ参照）、なるべくシャキシャキ歩いて、消費カロリーをアップさせましょう。

1日2000歩、増やすと、ヘモグロビンA1cが0・7％下がったというデータもあります。

1駅分歩いてみる、階段を使ってみるなど、できる工夫を毎日続けることが大切です。

ポイントとまとめ

◆ウォーキングでは速さも大事。「どんぐりころころ」のテンポで歩いてみて
◆1日2000歩プラスで、ヘモグロビンA1cは0・7％マイナスのデータもある

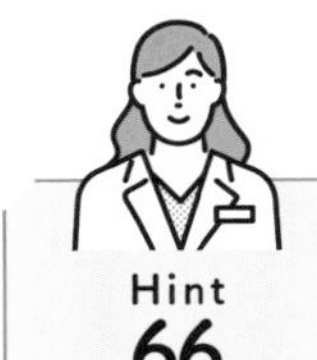

Hint 66

万歩計を信じるな！「1日1万歩神話」から離れましょう！

「1日1万歩」が健康にいいと、脳に刷り込まれていませんか？

実は、この「1万歩」という目標には、あまり根拠がないんです。8000歩程度で死亡リスクは減るという報告もあります。ただ、普通に生活していると、8000歩でも、なかなか達成できる数字ではありませんよね。正直、「5000歩もいかない～」という方も多いのではないでしょうか。今日はよく歩いたと思った日でも、1万は歩いてなかったりもします。

しかも万歩計では、腕を大きく振って大きく足を上げて歩いた1歩も、家事など細かい動きで歩いたチョコマカの1歩も、同じようにカウントされます。つまり、**万歩計の数字だけで1日の身体活動量を評価するのは難しいのです。**万歩計の「数字」は、目安にはなりますが、どれだけ意識して、「質」の良い歩きができたかが大事。リズムも大切なので、「どんぐりころころ♪」に合わせて、歩いてみてください（148ページ）。

「歩く」ことは全身の筋力の維持、心肺機能の向上につながります。とくに太ももの筋肉は、体の中でも一番大きいので、足をしっかり上げて歩いて筋肉を使うことで、筋肉の細胞内にあるGLUT4（グルコース輸送体）が活性化されて細胞の表面に移動し、血液中のブドウ糖を細胞内に取り込んで、血糖値を下げてくれるのです。

患者さんがよくおっしゃるのが、「仕事でよく歩いているので、運動しているのと一緒でしょ」ということなのですが……。お気持ちはわかりますが、それは運動をしていることにはなりません！　なぜなら、もともと仕事でよく歩いていても糖尿病になってしまったわけで、その日常生活をそのまま継続していても、血糖値は変わらないのです。今より、プラスで運動をしてみることが大事ですし、今の食事の量や内容を見直してみることも大事。そして、何歩歩いたかではなく、座っていたり横になっている時間を減らし、いつもよりも意識して足を上げて歩く時間を増やすことが大切です。

ポイントとまとめ

◆万歩計の「数字」でなく、どれだけ意識して歩けたかの「質」が大事
◆太ももの筋肉は、体の中でも一番大きいので、動かして歩けば血糖値が下がる

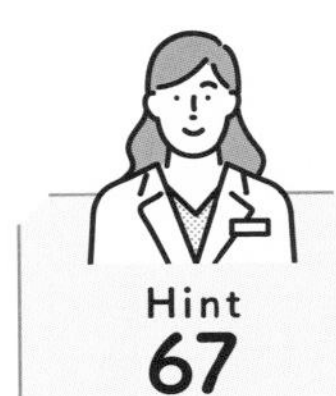

Hint 67

「こまぎれ運動」で血糖値を下げる！ユル～イ運動でも、立派な運動です

有酸素運動を行うためのまとまった時間が取れなくてもできる**「こまぎれ運動」**で、血糖値を下げることはできますし、体脂肪を減らす効果もあります。

筋肉の細胞の中にあるＧＬＵＴ４（グルコース輸送体）というたんぱく質が、糖を取り込んでくれる立役者。有酸素運動も無酸素運動も、またはストレッチなど筋肉への刺激によっても、筋肉の細胞内にあるＧＬＵＴ４が細胞の表面へどんどん移動して、血液中のブドウ糖を細胞内に取り込み、血糖値が下がります。これが運動によってインスリン抵抗性が改善される、ということ。このＧＬＵＴ４による血糖値の改善は、運動後すぐに効果をあらわします。**「20分以上の有酸素運動をしないと体脂肪は燃焼しない」と、昔は言われていましたが、最近の研究によると、30分の運動でも、10分の運動を3回にわけても、消費される体脂肪の量は同じなのです。**だから、朝の通勤時、昼休み、帰宅時に10分ずつ歩いても、30分まとめて歩いたのと同じ運動効果が得られます。

「エスカレーターではなく、階段を上がりましょう」と言われて、ため息をついているみなさん。じゃあ、階段を下りてみましょう！　上るのがイヤなら、下りればいいのです。お出かけの「ついで」でも、「ユル〜イ」運動でもＯＫ。運動量としては劣るけれど、これも立派な運動です。

そして、ご存じの方も多いでしょうが、かかとを上げて下にストンと落とすだけの**「かかと落とし」**。糖尿病に効果的と聞いたこと、ありませんか？　骨への刺激で、骨の細胞から分泌されるオステオカルシンがインスリンの分泌を促進させるという効果が、階段を下りるときの足裏への衝撃でも得られ、血糖値の改善にもつながるんですよ。

運動したくても仕事で時間がなかったり、休みの日には休養でせいいっぱいだったりでも、改めて時間を作る必要はありません。通勤の時間、休憩時間、お買い物のとき、料理をしながらなど、ストレッチや少しの筋トレでいいので筋肉を刺激する時間を作ってみてください。

ポイントとまとめ

- ◆筋肉を刺激することで、その瞬間から血糖値は下がる。こまぎれ運動でも効果あり
- ◆階段を下りるのも立派な運動。少しの時間を有効活用して

Hint
68

楽して痩せる、スペシャルな筋トレ「自重筋トレ」

ウォーキングなどの有酸素運動だけでなく、無酸素運動である筋肉トレーニング（筋トレ）も、糖尿病の運動療法として有効です。筋トレは、筋肉の量と力をアップさせ、筋肉が増えると基礎代謝が上がります。筋肉の細胞表面のＧＬＵＴ４も増えて、血糖まで下げます（151ページ）。

首や腕、胸、腹、背中、臀部、脚と、筋トレできる筋肉は全身にありますが、**血糖コントロールやダイエットに、もっともオススメなのは、太もも。**全身にあるたくさんの筋肉の中で一番大きいので、鍛えると効果が表れやすいからです。

太ももの筋トレは、単純に屈伸を繰り返す**「スクワット」**が効果的。これは自分の体の重さをダンベル代わりにした「自重筋トレ」です。同じように、かかとの上げ下げやつま先立ちで、ふくらはぎを鍛えるのも自重筋トレ。これなら気軽に歯磨きをしながらでもできます。つま先が外側や内側を向かないよう、まっすぐ立って行なうのがポイントです。

太ももとふくらはぎを同時に鍛える、楽ちん筋トレがあります。階段を上るとき、まず、背筋を伸ばし、前に出した足の力だけで、後ろの足は蹴り上げずに上ります。上ったら、しっかり前の足の足裏全体で段を踏み締めながら、まっすぐ足を伸ばし、後ろの足を上に進め、同じことを繰り返しましょう。何だか、ロボットになった気分で楽しいですよ。太ももは、鍛えたからといって、そう簡単に太くはなりません。むしろ、太ももの脂肪が減るので、見た目はグッドシェイプに。

運動は、血糖値を下げるのにとても効果的です。歩いたり、水泳したりの有酸素運動は、運動しているその瞬間から筋肉が糖を吸収するので、血糖値が下がりますし、2日間くらいはその効果が持続します。だから毎日運動できなくても週に2、3回でもいいんです。また、無酸素運動の筋トレも、やっているその瞬間から血糖値を少し下げます。そして、**筋トレを継続して、筋肉量が増えることによって、普段から血糖値が下がりやすくなるというメリットがあるのです。**

ポイントとまとめ

◆「自重筋トレ」で、いつでも気軽に、太ももやふくらはぎを鍛えられる
◆筋トレによって筋肉量が増えると、普段から血糖値が下がりやすくなる

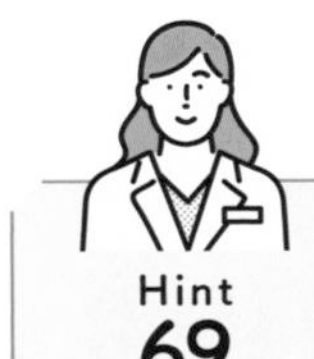

Hint
69

簡単ストレッチで血糖値が下がる！カロリー消費増量作戦！

ストレッチで筋や関節が柔軟になれば、身体の可動域も広がるので、カロリーを消費する大きな動きの運動が容易になり、血糖値を下げるのを助けてくれます。運動の前後だけでなく、ストレッチ単体でも、血糖値の改善効果があります。ストレッチにより筋肉が刺激されることで筋肉が糖を取り込むからです。ストレッチは血流を改善するので基礎代謝も高めて、やせやすい体にしてくれるでしょう。**下半身の中でも大きな筋肉である太ももとふくらはぎのストレッチは、基礎代謝アップに直結します。**アキレス腱のストレッチも、ケガ防止のために極めて大切です。

《ストレッチを行なう際の注意点》

①反動や弾みをつけない（反動をつけると、筋や腱の損傷につながる恐れも）

②伸ばした筋肉を意識（神経と筋、関節、靭帯などの調和を取る能力が高まる）

■ 下肢のストレッチ

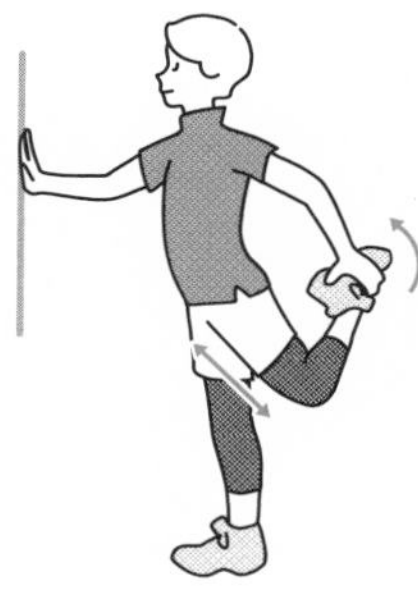

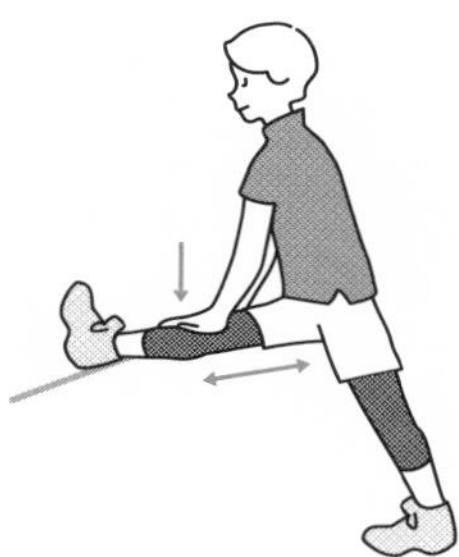

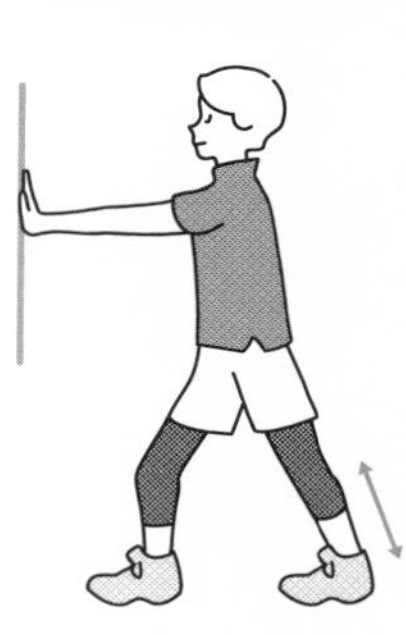

③気持ち良く伸ばされたところで姿勢を保つ（やり過ぎると筋が硬直するため）

④息を止めず、呼吸は自然に（副交感神経が刺激され、リラックス効果）

⑤体の力を抜いて行なう（筋肉をほぐすことが目的なので、力まずに）

⑥関節などに痛みを感じたら、すぐ中止（無理は厳禁）

ポイントとまとめ

◆ストレッチだけでも、血糖値は下がるし、基礎代謝はアップする

◆太ももとふくらはぎのストレッチは基礎代謝アップに直結（イラスト参照）

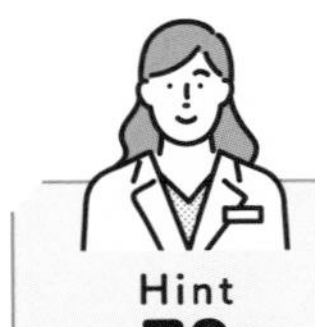

Hint 70

インナーマッスルを鍛えるとイイことずくめなんです

いまや空前の「筋肉ブーム」。適度な筋トレは心身に良い影響を与えますし、血糖値が気になる方は、ぜひ、**「インナーマッスル」**を鍛えてください。ところで、「インナーマッスル＝体幹」と思っている方も多いと思いますが、一般的に「体幹」と呼ばれている胴体の筋肉は、インナーマッスルのひとつ。「インナーマッスル」とは、全身の筋肉のうち、外から見えず、直接触ることのできない内部にある筋肉群のことです。

今回は、「インナーマッスル」を鍛えるワケと効果的なトレーニングをご紹介します。

インナーマッスルの一番の役割は、骨や関節を支え、内臓を正しい位置に安定させて姿勢を保持することです。**インナーマッスルを鍛えると姿勢の改善はもちろん、身体パフォーマンスの向上や、基礎代謝量の増加、それによる減量効果、血流促進などのメリットがあります。**

日常生活のなかで、気軽にできるトレーニングをご紹介します。気合を入れ過ぎず、地道に続けてみてください。

①移動時：電車やバスで立っていると、座っている2倍のカロリーを消費。姿勢のキープがポイントです。

②家や職場：背筋を伸ばし、腹筋に力を入れて座ります。足が開かないように。

③買い物：ヒジを直角に曲げて脇を締め、買い物かごの持ち手を前腕にかけて、手の甲を上向きに。時々左右を持ち替え、二の腕のインナーマッスルを鍛えます。

④着替え：立ったまま靴下を履くと、片足立ちになる時にバランスを取るので、インナーマッスルや体幹が鍛えられます。

⑤歩く：大股で歩き、骨盤周りのインナーマッスルを鍛えます。背筋を伸ばして（146ページ）。

ポイントとまとめ

◆インナーマッスルを鍛えると基礎代謝量の増加などにより、血糖値が下がる

◆移動中や座る時など、日常生活のなかでもトレーニングを続けましょう

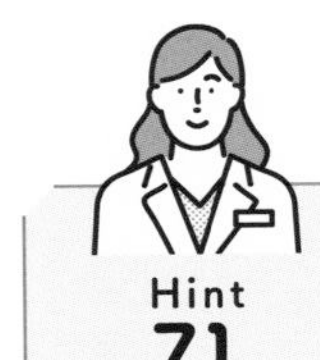

Hint
71

まさか!? 運動が血糖値に悪影響になるタイミングがあるなんて!

筋肉が糖を吸収してくれるって、不思議ですよね。

でも、運動するなら、いつだっていいというわけではないんです。効果的なタイミングで運動すれば、血糖値も効果的に下げていくことができます。反対に、間違ったタイミングで運動すると、せっかくの運動の成果もゼロ、いえ、マイナスになってしまうので、もったいないです。

糖尿病や糖尿病予備軍の人たちが、いの一番に下げておくべきなのは、食後の血糖値。食後高血糖は、血管へのダメージが大きいですからね。まずは、ここからなんとかしましょう。**効果的に食後血糖値を下げるのは、食後の運動です。**通常、血糖値は食後1時間ごろにピークを迎え、その後、徐々に下がるものなので、血糖コントロールをおこなうなら、もっとも血糖値が高くなる食後1時間ごろがベストタイミング。ウォーキングであれば、1日15~30分間ほどで十分です。ただし、血糖コントロールが極端に悪い場合（空腹時血糖値250mg／dl以上、尿ケトン体中等度以上陽性）や腎不全がある方などは、運動療法がNGの場合もありますので、事前に医師に相談しましょう。

一方、**運動してはいけないタイミングは、食前です。**お腹がすいて、いつもよりも多く食べてしまうと逆効果ですし、インスリン注射を打っている人やインスリンの分泌を促す薬を飲んでいる人は、低血糖を誘発してしまうことがあります。

ただ、これは、わんこ飼いの人にとっては悩ましい問題かもしれませんね。わんこは、食後に運動すると胃ねん転の危険があるので、早朝の食前に、お散歩に行く人が多いと思います。そんなときは、事前に牛乳か調整豆乳を1杯、飲んでおくといいですよ。それができなくても、朝のわんこ散歩には、自分用のアメをポケットに入れておきましょう。朝の運動は、その日1日の基礎代謝を上げてくれるので、けっして悪いことばかりではありません。ただし、運動後の食事量にはくれぐれも気をつけてくださいね。

ポイントとまとめ

◆食後の血糖値を効果的に下げるには、食後1時間ごろに運動するのが良い

◆朝食前の運動は、低血糖を起こしやすいので、事前に牛乳か調整豆乳を1杯飲んで

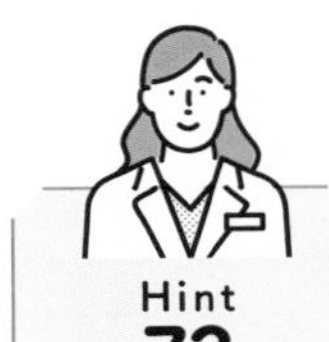

Hint 72

睡眠不足が血糖値をはね上げる！ 健康な人が糖尿病になるリスクも……

睡眠不足が血糖値をはね上げるって、知っていますか？　睡眠不足で睡眠時間が短いほどヘモグロビンA１cが高く、血糖コントロールが不良である傾向があります。健康な人にとっても睡眠時間が短いと（5～6時間未満）、糖尿病のリスクが上がることがわかっています。

睡眠不足はさまざまなホルモンに影響し、交感神経が活性化されてインスリン拮抗ホルモンであるコルチゾールが増えるので、インスリン抵抗性が増加。また、食欲を増進させるグレリンが増え、食欲を抑制するレプチンが減ります。

睡眠不足で増えるオレキシンは、日中の覚醒状態を維持させると同時に、食欲を増進させる働きも。つまり、睡眠不足によってインスリン抵抗性が増し、食欲が増すため、糖尿病の発症リスクは高まり、糖尿病の人は血糖コントロールが悪化します。

《快眠のための3つのポイント》

①朝、決まった時間に起きてカーテンを開け、朝日を浴び、朝食を摂る

体内時計は、睡眠のサイクルにも影響します（71ページ）。朝食を食べると体内時計のズレがリセットされますが、朝日を浴びることでもリセットされるので朝日を浴びて。

②夜は興奮せず、穏やかな気分で過ごす

快眠には、就寝時のリラックスが大事。眠りに導く副交感神経を優位にするため、静かな音楽や気分の落ち着くアロマなどで、気持ちを落ち着かせましょう。寝る前のスマホは、光刺激（ブルーライト）で体内時計が乱れ、交感神経も刺激するのでやめましょう。

③カフェイン入り飲料や寝酒を飲まない

カフェインは交感神経を刺激し、眠りにくくするので、就寝3～4時間前からコーヒーや紅茶、栄養ドリンクは控えて。アルコールは、中途覚醒などで睡眠の質が低下。

ポイントとまとめ

- ◆睡眠不足は、糖尿病の人の血糖コントロールを悪化させ、健康な人にも悪影響
- ◆体内時計をリセットしたり、副交感神経を優位にしたりすると質の良い睡眠になる

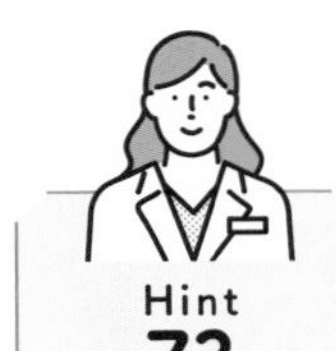

Hint 73

甘〜〜い自分を見直す！ グラフ、日記、アプリの「見える化」で、きびしくチェック

2型糖尿病などの生活習慣病の治療には、ダイエットが重要。でも、それが難しいんですよね。戦後一貫して、肥満や糖尿病が増え続けているのが、その証拠です……。

「食べていないつもりで、いっぱい食べている」という場合がとても多い！　コンビニで見かけた私の患者さんのカゴの中を見て衝撃！　なんてことも。食事と体重変化の関係を「見える化」する、とっておきのものがあります。

「グラフ化体重日記」は、日本肥満学会が肥満の行動修正療法のために推奨しているもの。1日4回（起床直後、朝食直後、夕食直後、就寝直前）、体重を測り、折れ線グラフにして記録します。時間がなければ起床直後と就寝直前の1日2回でもＯＫ。

「普通型」は、朝から夜に向かって体重が増え、翌朝には元に戻っているか下がっていて、理想的な食事ができているというグラフです。翌朝になっても元に戻らず、増えているのが「増加型」。

■「グラフ化体重日記」のつけ方

記入例

1日4回の体重を記録し、グラフ化します

① 普通型
朝から夜にかけて体重が増え、翌朝、元に戻る
（理想的な食事）

② 増加型
増えた体重が翌朝になってももとに戻らない
（高脂肪の食事）

③ 高振幅型

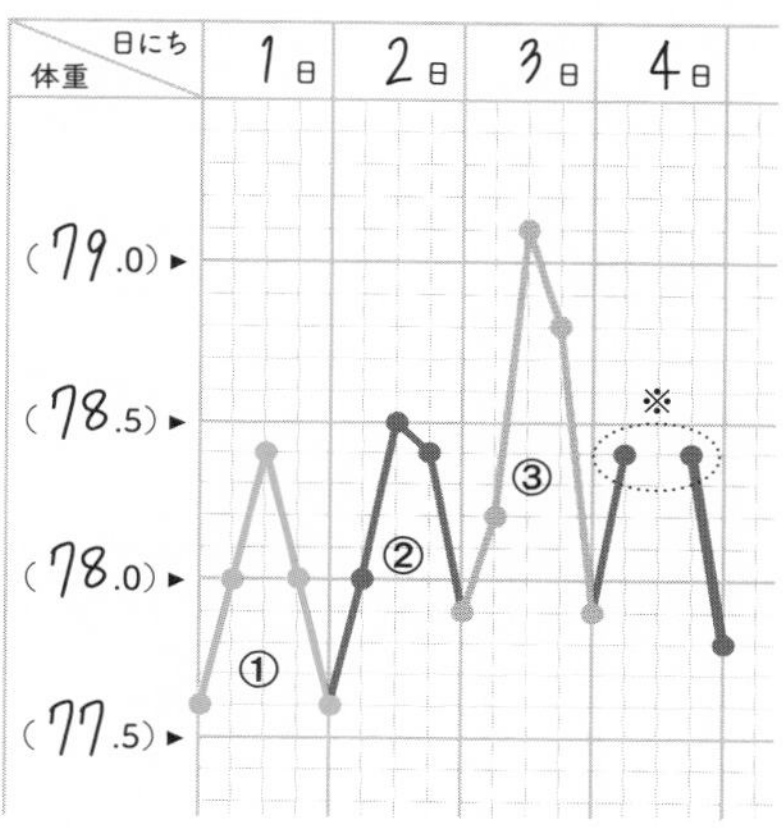

毎日、記録して、グラフの型の変化を見ましょう。食生活が乱れている時にはグラフも乱れがちになります。翌朝には、元の体重に戻っているのが理想で、ダイエットの必要がある場合には、山型のグラフを繰り返しながら、体重が次第に減っていくと良い。

※ 測定しなかったときは空白にしておく。次回からグラフに書き込む

参考：別府市保険年金課『はじめよう！健康べっぷ』（H26年度版）

揚げ物など高脂肪、塩分過多の食事の表れです。

グラフの変化で体重と食事の関係が一目瞭然。何を食べたかもあわせて簡単に記録しておけば、さらにハッキリわかります。実は、この記録を続けるだけで、少しずつ体重が落ちていくという報告が多数！ グラフはウェブでもダウンロードできますし、これをもとにしたアプリなどを使うのもいいですね。「見える化」で意識が変われば、きっとうまくいきます！

ポイントとまとめ

◆自分が食べたものと体重変化の関係が明確にわかる「グラフ化体重日記」は便利

◆「見える化」で意識を変えてダイエットと血糖コントロールを成功させましょう

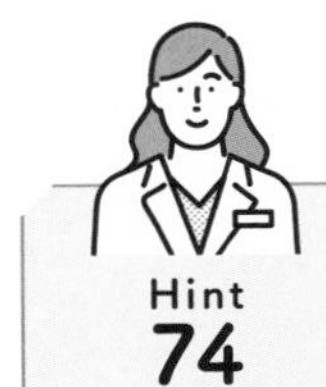

Hint 74

糖尿病、高血圧、脂質異常症の「生活習慣病トライアングル」を断ち切る方法！

メタボの予防や改善が言われるようになって10年以上が経つのに、生活習慣病の患者数は糖尿病も、高血圧も、脂質異常症も増加を続けています。この3つの疾患は、初期の段階では自覚症状がほとんどなく、診断されたときには症状が進んでいるというのが共通点。

そんなやっかいな3つの疾患に、相互関係が指摘されているのをご存じですか？ **糖尿病の人は高血圧になりやすいし、脂質異常症にもなりやすいんです。そして、高血圧と脂質異常症が合併すると、動脈硬化のリスクがアップ。**糖尿病、高血圧、脂質異常症の3つが作る「生活習慣病トライアングル」の包囲網を断ち切りましょう。「生活習慣病のデパートや〜」なんて、笑っていられませんよ。

糖尿病の人は、①動脈硬化、②肥満、③インスリン抵抗性によって高血圧を招きます。さらに糖尿病による合併症である糖尿病腎症も高血圧を引き起こします。そして、肝臓で中性脂肪の合成が

■ 生活習慣病の病態と関係性

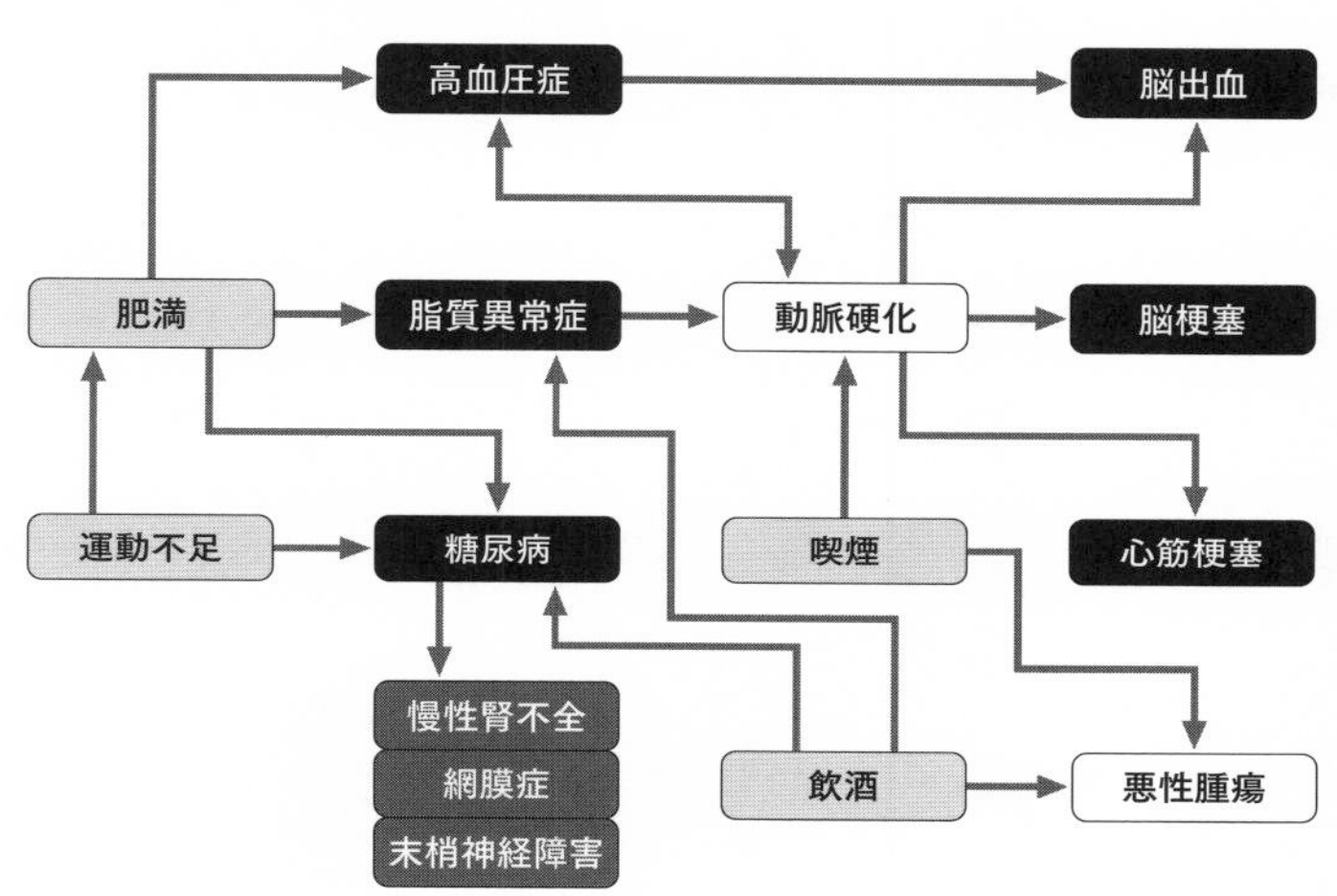

盛んになり、脂質異常症の原因になる場合があります。脂質の摂り過ぎは、脂肪肝を悪化させインスリン抵抗性が増すので、これも糖尿病の原因に……。

ただ、生活習慣を改善すれば、**3つの疾患をまとめて改善できるかもしれません。**食事と運動、休養という基本的なことを改めることが、問題解決の近道であり、王道。さあ、一網打尽を目指しましょう！

ポイントとまとめ

◆糖尿病と高血圧、脂質異常症の3つの疾患は互いに影響を及ぼし合ってキケン

◆食事と運動、休養の生活習慣を改善すれば、3つの疾患を一網打尽にできるかも

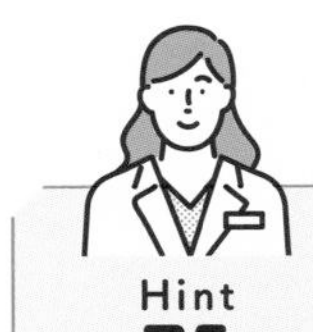

Hint 75

バスタイムが糖尿病の味方になる!

1日の疲れを取り除くことができる入浴。この時間を血糖値の改善に活かしましょう。

《糖尿病にとって、入浴はイイことがいっぱい》

①入浴は血糖値を下げる：入浴は、10分間で30〜40kcalを消費し、血糖値も下がります。体温が上がって脈拍数も増えるので、基礎代謝もアップ。

②食前の入浴は食欲を抑える：食欲を抑えたいなら食前に入浴を! 全身が温まると胃腸の血流が減り、胃腸の働きが鈍くなるためです。食べ過ぎや食後高血糖の予防につながります。インスリンや血糖値を下げる薬（スルホニル尿素薬）を飲んでいる人は低血糖に注意。

③清潔を保って感染症を予防：血糖コントロール不良の場合、水虫などの皮膚感染症リスクが高くなるので清潔が大切。足のケガやそれによる感染症のチェックも忘れずに。

《入浴は注意すべきポイントもあり。油断大敵です》

①脱衣所の温度に注意：特に冬場、脱衣所が寒いと末梢血管が収縮し血圧が上がり、お湯に浸かると血管が広がって血圧が下がります。この急激な血圧の変動で心筋梗塞や脳梗塞など「ヒートショック」の危険性が高まります。脱衣所を暖めておいて。

②脱水に注意：熱いお湯や長時間の入浴は発汗による脱水を招き、心筋梗塞や脳梗塞のリスクが。お湯は41℃以下、湯舟には10分間が目安。水分補給もしっかり。

③薬を使っている人は注意：インスリン注射や血糖値を下げる薬を使っていると入浴で低血糖になる恐れも。空腹時の入浴は血糖値に注意。

④起立性低血圧に注意：入浴で温まると血管が拡張し、血圧が下がりやすくなります。特に浴槽から立ち上がる際、起立性低血圧でのふらつきや転倒に気をつけて。ゆっくり立ちましょう。

ポイントとまとめ

◆うまく入浴すると、ダイエットや糖尿病の血糖コントロールに効果的

◆糖尿病の人は、注意すべきポイントを押さえながら入浴を

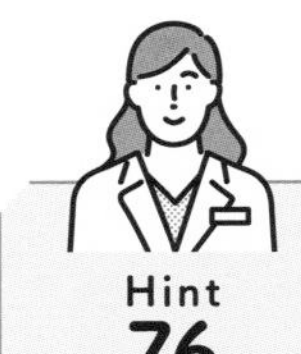

Hint 76

インドア派だからこそ、夢ではない！シックスパックを目指して血糖値ダウン

突然ですが、シックスパックって、憧れませんか？　キレキレとまではいかなくても、鍛えられた腹筋があれば、男性でも女性でも、Ｔシャツ１枚でさまになりますもんね。もし、あなたが「血糖値を下げたいインドア派」であるなら、ますますシックスパックを目指すことをオススメします。

アウトドアに比べると、インドアではどうしても動作が小さくなりがち。室内だとどうしてもチョコチョコ小股で歩いてしまい、なかなか血糖値を下げるほどは動き回れません。だからこそ、筋トレ。広いスペースは不要ですし、天気も気温も関係なく、映画や音楽など、本来の趣味と同時進行もできます。

筋トレを始めると、**まず肝臓にたまった脂肪が落ち、内臓脂肪が落ちます。**インスリン抵抗性の原因であるこれらの脂肪が落ちると血糖値も下がるので、糖尿病の方にとっては、とても良いこと。腰やお腹まわりの皮下脂肪が落ちるのは最後で、３〜６カ月と言われますが、それまでにふくらはぎや腕など、目につく部分が筋肉質になるので、うれしい気分を持続しつつ、筋トレに励めるでしょう。筋肉量の増加で、冷えやコリも改善されます。

実は、**筋トレの効果はメンタルにも影響するんです。**筋トレをすると、脳からドーパミンやセロトニンなどのホルモンが分泌され、快感や幸福感、精神の安定、意欲向上などが得られます。この脳内ホルモンが分泌されると筋トレが進むというステキな相乗効果。おうちが好きなインドア派こそ、**自宅筋トレで楽しくシックスパックが目指せるというわけです。**

「腹筋マシンとして宣伝されているEMS（Electrical Muscle Stimulation）でシックスパックになるわけがない！」なんて思ってませんか？　EMSは筋肉刺激によって運動効果を得られます。筋肉への刺激で糖が筋肉へ取り込まれるので、インスリン抵抗性が改善されるという報告もあるほどです。最近では足裏用のEMSも手軽に利用できますね。EMSだけではシックスパックになるまで時間がかかるので、筋トレと併用するとよりいいですよ。とにかく筋肉に刺激を！

ポイントとまとめ

◆筋トレではインスリン抵抗性を引き起こしている脂肪から落ち、血糖値が下がる

◆筋トレは快感や幸福感、精神の安定、意欲向上などメンタルにも良い影響を与える

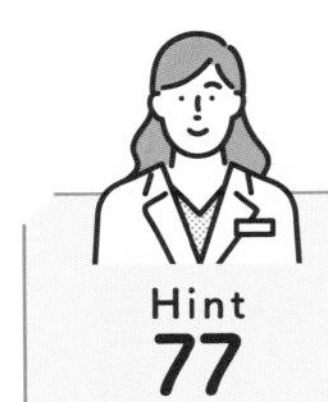

Hint 77

テレワークを「痩せチャンス」に変えよう！寝転がりストレッチ＆変顔ヨガ

コロナ禍がきっかけで普及した「テレワーク」。

働く人にとっては長い通勤時間や面倒な人間関係の解消などのメリットもありますが、「テレワーク太り」の問題も……。良好な血糖コントロールを維持するためには、運動不足や体重増加を避けたい糖尿病や糖尿病予備軍の方は、このテレワークを逆手にとって「痩せチャンス」にしたいところですよね。

ここではテレワークのおかげで、「自宅だから」できる運動、**「寝転がりストレッチ」**を紹介します。仕事の気分転換に、仕事机のそばやベッドに寝転がって、数分間この運動をしてリフレッシュしましょう。**軽い運動でも、筋肉への刺激によって、すぐに血糖値が下がるようになりますので、血糖値の改善にも役立つはずです。**

①寝転がって仰向けになったら、手を後頭部で組み、足をまっすぐ上げて開いたり閉じたりします。素早くやったり、ゆっくりやったりを繰り返しましょう。少ない回数から始めて、慣れたら増やしていくと良いですよ。筋力アップにも、むくみ改善にもなります。

②仰向けで足を肩幅くらいに広げ、軽く膝を曲げて足裏を床につけたら、腰を浮かしたり、戻したり。お腹やお尻に効く運動なので、基礎代謝アップが期待できます。

ストレッチやかかと落とし、スクワットなどもおすすめですよ（152ページ）。

最後に、おまけの**「変顔ヨガ」**をご紹介します。これも「他人の目がない」テレワークだからこそできるヨガですね。顔のパーツをぎゅっと絞ったり、ゆがめたり、くねらせたりして顔痩せ効果を狙います。テレワークやマスク生活で、表情がとぼしくなる（そして、顔がたるむ、ふける）ことの予防にもいいですね。

ポイントとまとめ

◆テレワーク太りは、「寝転がりストレッチ」などで、仕事の合間に解消

◆変顔ヨガも、他人の目がないからこそできるテレワークのだいご味

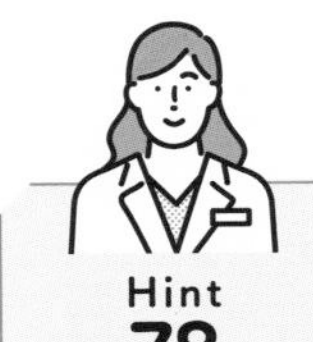

Hint 78

サ活（サウナを楽しむ活動）は、血糖値コントロールにも有効か⁉

近頃話題の「サ活」。慣れると「ととのう」感覚が、やみつきらしいですね。でも、糖尿病専門医としては、手放しでは「サ活」をオススメできません。ただ、医師が用心し過ぎて、あれはダメ、これはダメと、患者さんの楽しみを禁止してばかりなのは嫌なんです。糖尿病であればこそ、長く生活習慣を自己管理していくための秘訣は、「楽しむこと」。ちなみに、動物実験の段階ですが、サウナによって筋肉のグルコース輸送体「ＧＬＵＴ４」が増加し血糖値が下がるとの報告もあります。運動で血糖値が下がるのもこの「ＧＬＵＴ４」のおかげなんですよ。

まず、ヘモグロビンＡ１ｃが７％台程度にコントロールできている方であれば、サウナを楽しむのに、何の問題もありません。**ただし、絶対に守ってほしいのは、「サウナに入る前から、水分摂取をかなり頑張る」こと。**補給するのは、「水」がベストで、サウナ前にペットボトル１本分を、さらに合間やサウナ後も意識して飲みましょう。

怖いのはサウナでの脱水。大量に汗をかくサウナでは、動脈硬化が進んでいる糖尿病患者さんは、脱水によって脳梗塞や心筋梗塞など、血管が詰まる病気のリスクが上がります。ヘモグロビンＡ１ｃが７％台程度の方なら……と書きましたが、いくら血糖コントロールが良くても、心筋梗塞の既往や現在狭心症、不整脈のある方、高圧薬を飲んでいて血圧が不安定な方は、サウナは絶対にダメです！　あとは、**例えば血糖値が２５０mg／dl以上あるときは、高血糖による脱水になっている可能性もあるので、サウナは絶対にやめてください。**

ところで、私の患者さんに、日本一（？）有名な熱波師さんがいるのですが、サウナの中で長時間過ごす彼は、水分補給にジュースを飲み過ぎてペットボトル症候群（甘い清涼飲料水を大量に摂取して起こる急性の糖尿病）を発症してしまいました。ずっとサウナにいる人なのに、というか、ずっとサウナにいる人だからこその発症。今は、飲むのは水かノンシュガーのドリンクにしているそうです。みなさま、お気をつけあれ。

ポイントとまとめ

- ◆サウナの前だけでなく、合間やサウナ後にも、「水」を、いつもよりしっかり飲んで
- ◆動脈硬化が進んでいる方は、血管が詰まる病気のリスクが上がるのでサウナ禁止

第4章
血糖値を上げない「薬」とのつきあい方

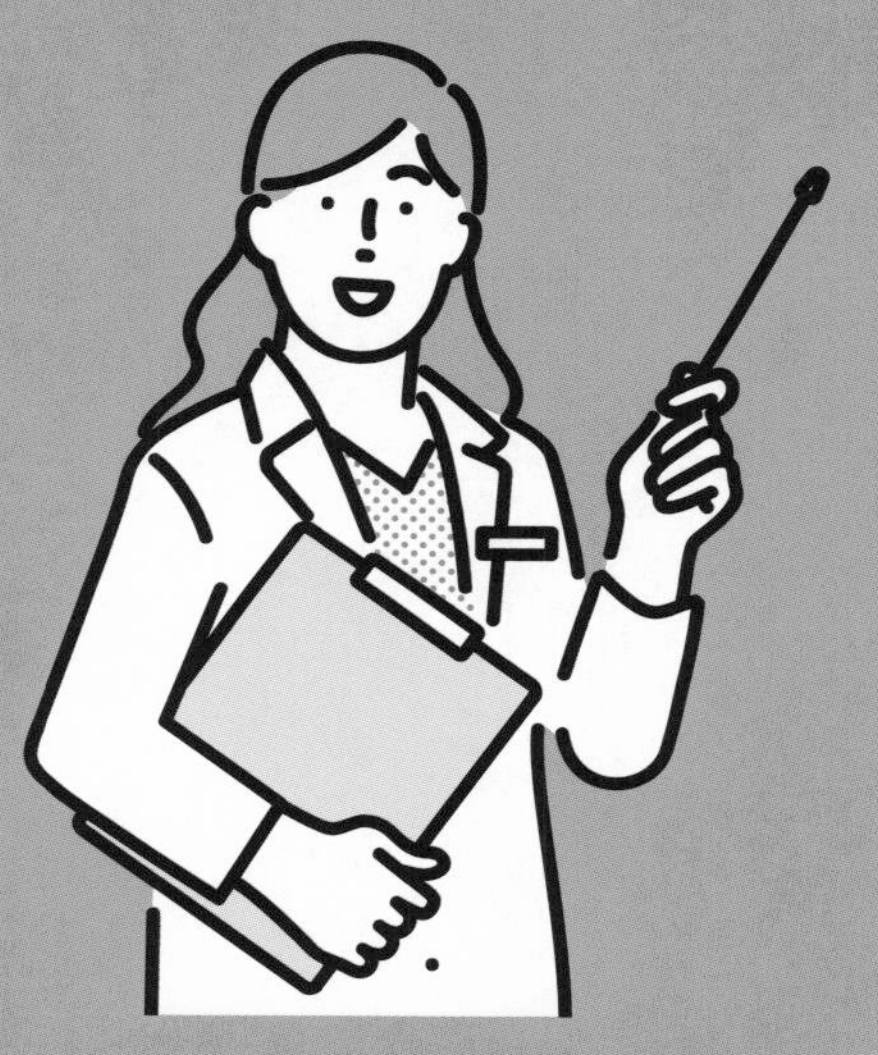

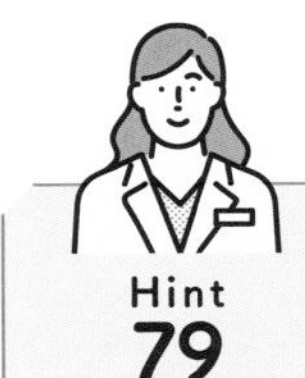

Hint 79

そのインスリン注射は本当に必要!? 物申す患者さんを応援します!

インスリンを処方すると、通常の処方箋発行料に、在宅自己注射指導管理料（650〜1230点）や血糖自己測定器加算（350〜1250点）が追加されます。患者さんの立場からしたら、高額な料金に不満を抱く人もいらっしゃいますが、日本の診療報酬制度では、これを避けることはできません。

ところが、これを逆手にとって、インスリンを不必要に処方し続ける開業医がいるのも事実。また、GLP－1注射薬にも同様に加算がとれるので、積極的に処方する開業医が存在するのも、残念ながら事実です。もっと言ってしまうと、GLP－1注射を打っている患者さんについては血糖値を測定する必要性は低いにもかかわらず、血糖測定を必須とする医師もいると聞きます。治療については、個々の医師の考え方次第のところもありますが、GLP－1注射を使う患者さんの場合、血糖測定によるメリット（治療効果）とデメリット（痛みや費用）や費用対効果を考えると、イマイチに思えるので、私は血糖測定をあまりお願いすることはありません。

自分の受けている治療に不安や不満を抱えているのは、嫌なものですよね。そんな時には、ほかの医師の意見を聞くことも、一つの手。ただし、その場合は、**「糖尿病専門医」**に相談してください。糖尿病でのセカンドオピニオンというのは、一般的と言えるほどではありませんが、長期にわたって治療をすることを考えると、現在の治療方針が良いどうか、他の医師の意見を聞くのは悪いことではないでしょう。ただ、セカンドオピニオンは原則、全額自費診療となるため、どうしても高額です。同じ病気で、同月内に、保険診療を使って複数の医療機関を受診できませんので、セカンドオピニオン以外では、転医になります。その場合、再度、さまざまな検査が必要になって費用がかかるので、やはり、まずは、**かかりつけ医とよく話し合い、治療について知ることが大切です。**

患者さんは、遠慮しないでください。私は、一人の医師として、そして、糖尿病仲間として、患者さんの「物申す勇気」を応援します！

ポイントとまとめ

◆言いなりの治療は時代遅れ。自分の治療について話し合うことを遠慮しないで
◆糖尿病でもセカンドオピニオンは可能。その場合は、糖尿病専門医に相談を

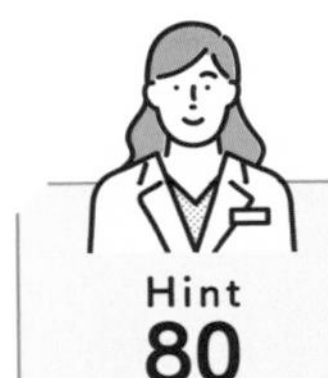

Hint 80

誤解しないで！インスリン注射は、どんなときに必要？

1型糖尿病の場合はインスリンが分泌されないため、毎日、注射でインスリンを補う必要があります。もし私がインスリン注射を打たなかったら、重度の高血糖の状態となって重篤な合併症を起こし、命に関わります……。これは、ステロイドの長期使用で起こるステロイド糖尿病や、膵臓を摘出している方も同じです。

2型糖尿病でも、治療の早期からインスリンを使う場合もあります。ヘモグロビンA1cが10％以上のような血糖コントロールが悪い方の場合、インスリン分泌障害やインスリン抵抗性が起こり、さらに高血糖となる**「糖毒性」の悪循環**にはまっている場合があるのです。そのような状態では内服薬も効きにくいため、**インスリン注射を用いて、インスリンを分泌する膵臓の負担を軽くし、休ませてあげます。**そうすることで**糖毒性が解除され、インスリン分泌能力が回復し、内服薬に切り替えることも可能です。**

■ 糖毒性の悪循環

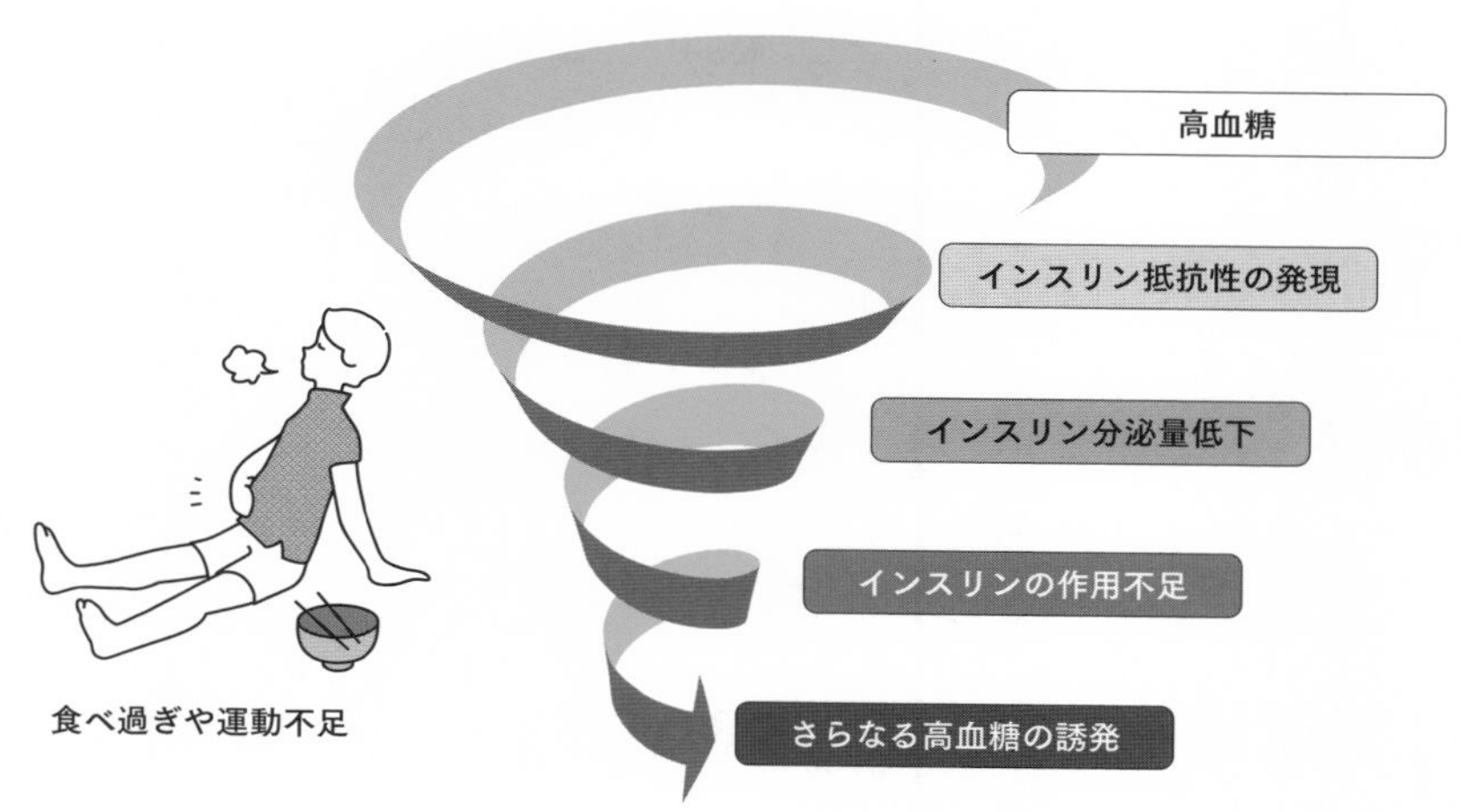

参考：https://hatchobori.jp/blog/5974

そのほか、2型糖尿病では、長期間の血糖コントロール不良でインスリン分泌が枯渇（あるいは減少）してインスリンしか選択肢がなくなった場合や心筋梗塞などの後の再発予防の場合もインスリン注射での治療となります。尿や血液にケトン体が出ているケトーシスのときは「インスリン推奨」、ケトーシスの悪化で血液が酸性に傾いたケトアシドーシスの場合は、命に関わるので「インスリン必須」です。

ポイントとまとめ

◆2型糖尿病では糖毒性解除のため、治療早期にインスリン注射を使う場合もある

◆長期の血糖コントロール不良でインスリン分泌が枯渇した場合等もインスリン治療

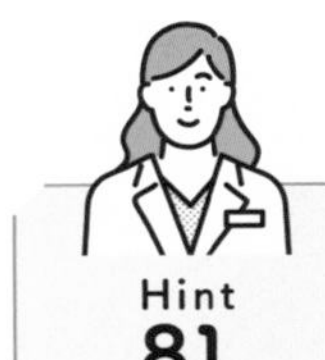

Hint 81

インスリン注射による治療のメリットとデメリット

インスリンの分泌は1日中、ほぼ一定の量が分泌される「基礎分泌」と、食事などによる血糖値の上昇に応じて分泌される「追加分泌」の2種類があります。どちらの分泌もない1型糖尿病では、インスリン注射が欠かせません。

インスリン注射を使う治療で目指すのは、健康な人のインスリン分泌パターンの再現。患者さんの状態に合わせて、1種類または、2種類のインスリンを1日1～4回注射し、血糖をコントロールします。**インスリンによる治療のメリットは、血糖値を下げる効果が強いこと。**内服薬のように、効き目に個人差が出ません（インスリン抗体陽性の場合を除く）。また、インスリン注射を始めると、医療保険で血糖自己測定器をレンタルできるので、血糖値を自己管理しやすくなります。

デメリットは、低血糖を起こすリスクがあること。そのほか食欲増幅や体重増加、高い医療費、手間、痛み、旅行や外食の時の注意、他人の視線……などが挙げられます。**最大のデメリットは、**

■ 健康な人と1型、2型の糖尿病患者さんのインスリン分泌パターン

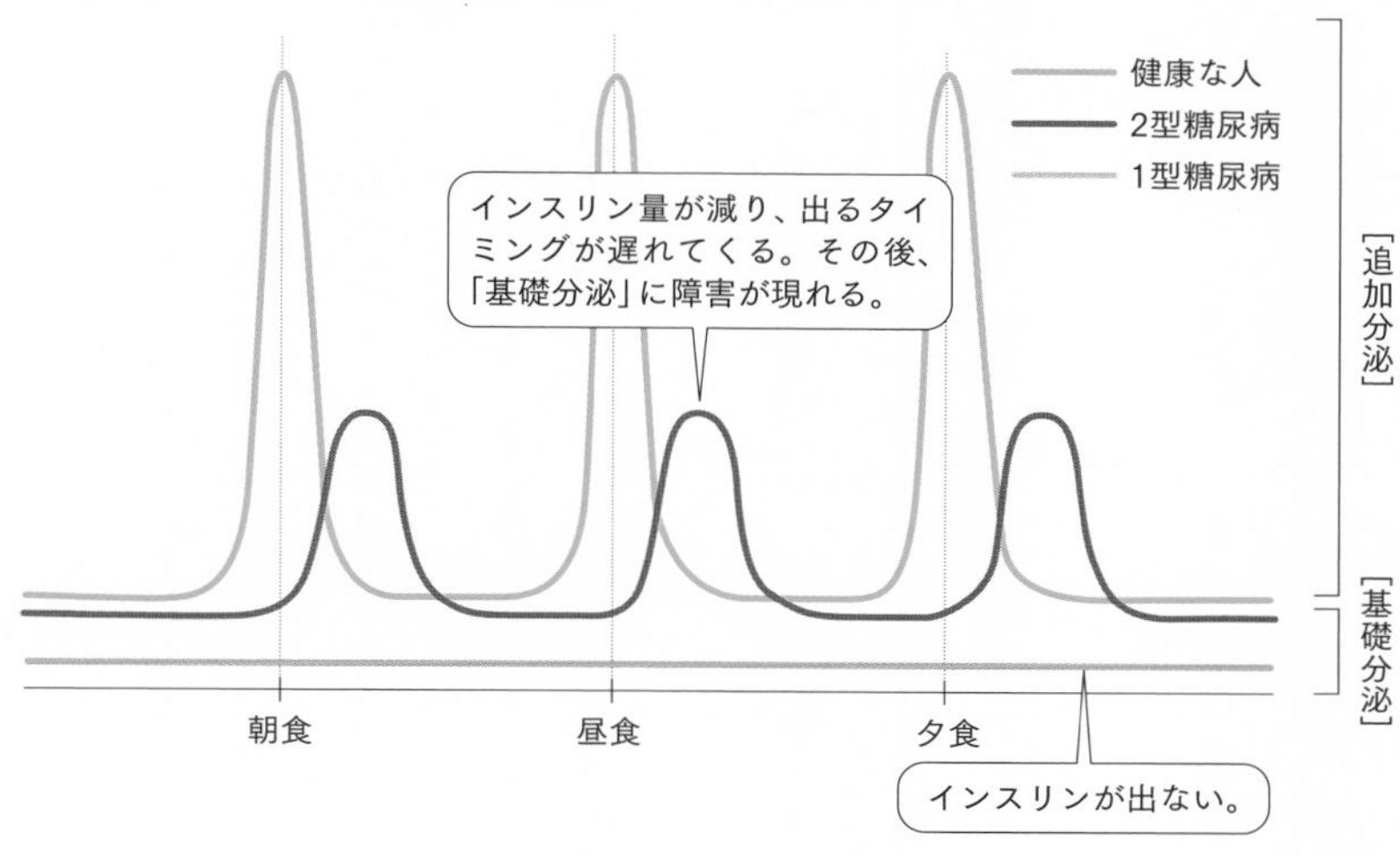

やはり費用負担です。飲み薬のみで治療している場合に比べると、3割負担の場合、血糖測定器のレンタル代等も含めると、病院での支払いだけで1カ月で合計5000円以上高くなる場合も。ジェネリックのインスリンの使用や血糖測定の回数を減らすなど、医師と相談して最善の方法を一緒に探してください。

ポイントとまとめ

◆メリットは、血糖値を下げる効果。血糖自己測定器のレンタルも医療保険でできる

◆一番のデメリットは、費用負担。飲み薬より負担増だが、医師と相談して最善策を

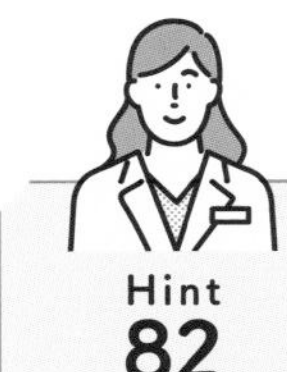

Hint
82

「インスリン注射は、一生でしょ？」は、大きな誤解です！！！！

「インスリン注射は、一生でしょ？」と、いまだに患者さんによく聞かれます。私、何度でも大きな声で叫びますよ。**インスリン注射は、糖尿病治療の最終手段ではありませ〜ん！** 1型糖尿病の私は、インスリン注射のおかげで元気に生活できています。なので、インスリン注射に対するイメージがこんなにも悪いなんて、少し残念な気持ちになってしまうんです。なので、もう一度、声を大にして言わせてもらいます。**インスリン注射は、糖尿病治療の最終手段ではありませ〜〜ん！**

そして、インスリン注射を適切に使うことで、逆に、内服薬が必要なくなるまで血糖値が改善する人だって、結構いるんです。要は、インスリン注射を使うタイミングの見極めが大事で、そこが糖尿病専門医の腕の見せどころ。数多くの患者さんを診て、時間も労力もかけて糖尿病専門医になった主治医を信じて、インスリン注射を受け入れてみませんか？　意外に、「一生、インスリン注射」ではないことがほとんどです。あと、ほとんどの場合、インスリン注射で順調にヘモグロビンA1cは下がるので、定期健診のストレスが軽減すると言う患者さんがたくさんいらっしゃいますよ。

2型糖尿病でインスリン注射が必要になるのは、ヘモグロビンA1cが10％以上のかなり血糖コントロールが悪い人。あまりに血糖値が高いと、「糖毒性」と呼ばれるインスリン分泌やインスリン感受性の障害が起こって、内服薬が効きにくくなってしまうんです。それを解除するカギが、インスリン注射。また、糖尿病を発症したばかりであれば、早めにインスリンを使って膵臓を休めることで、インスリン分泌能力が回復し、内服薬への切り替えや薬も不要になる場合も。

2型糖尿病で長年、血糖コントロール不良が続くと、一生、インスリン注射が必要になる方もたしかにいらっしゃいます。でもね、私、思うんです。インスリン注射を打つことで血糖コントロールができて、合併症が出ずに暮らせるなら、たしかに出費は痛いですが、インスリン注射は、けっして悪ではないと。

ポイントとまとめ

- ◆適切なタイミングで使えば、インスリン注射は「一生」ではない
- ◆早めにインスリン注射を使うことで膵臓が元気になり、内服薬への切り替えも可能

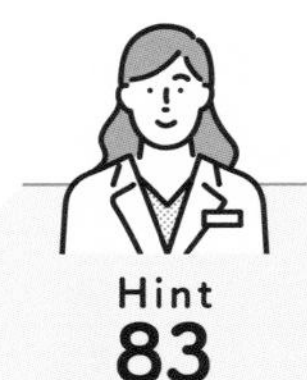

Hint
83

インスリン注射は、がんリスクを上げるってウソ!? ホント!?

糖尿病（主に2型糖尿病）の方は、糖尿病でない方よりも、がんにかかるリスクが高いことは30ページに書いたとおりです。その理由に「血液中のインスリン濃度が高い」ということがあります。

こんな話をすると、**「じゃあ、インスリン注射を使っていると、がんリスクが高くなるんじゃないの？」**と青ざめる方もいるかもしれませんね。なので、先に答えを言っておきましょう。

「その心配はありません」。

糖尿病になると、膵臓から血液中にインスリンが分泌されても、インスリン感受性が低い状態になったりして、十分に血糖値を下げることができなくなります。これが、「インスリン抵抗性」が起こった状態です。この状態が続くと、膵臓は血糖値を下げるためにインスリンをたくさん出そうとし、血液中のインスリン濃度が上昇。「高インスリン血症」の状態になってしまいます。インスリンには細胞を増やす作用もあるため、高インスリン血症になると、がん細胞の増殖が促進される

■ 高インスリン血症になると、がん化が起こる

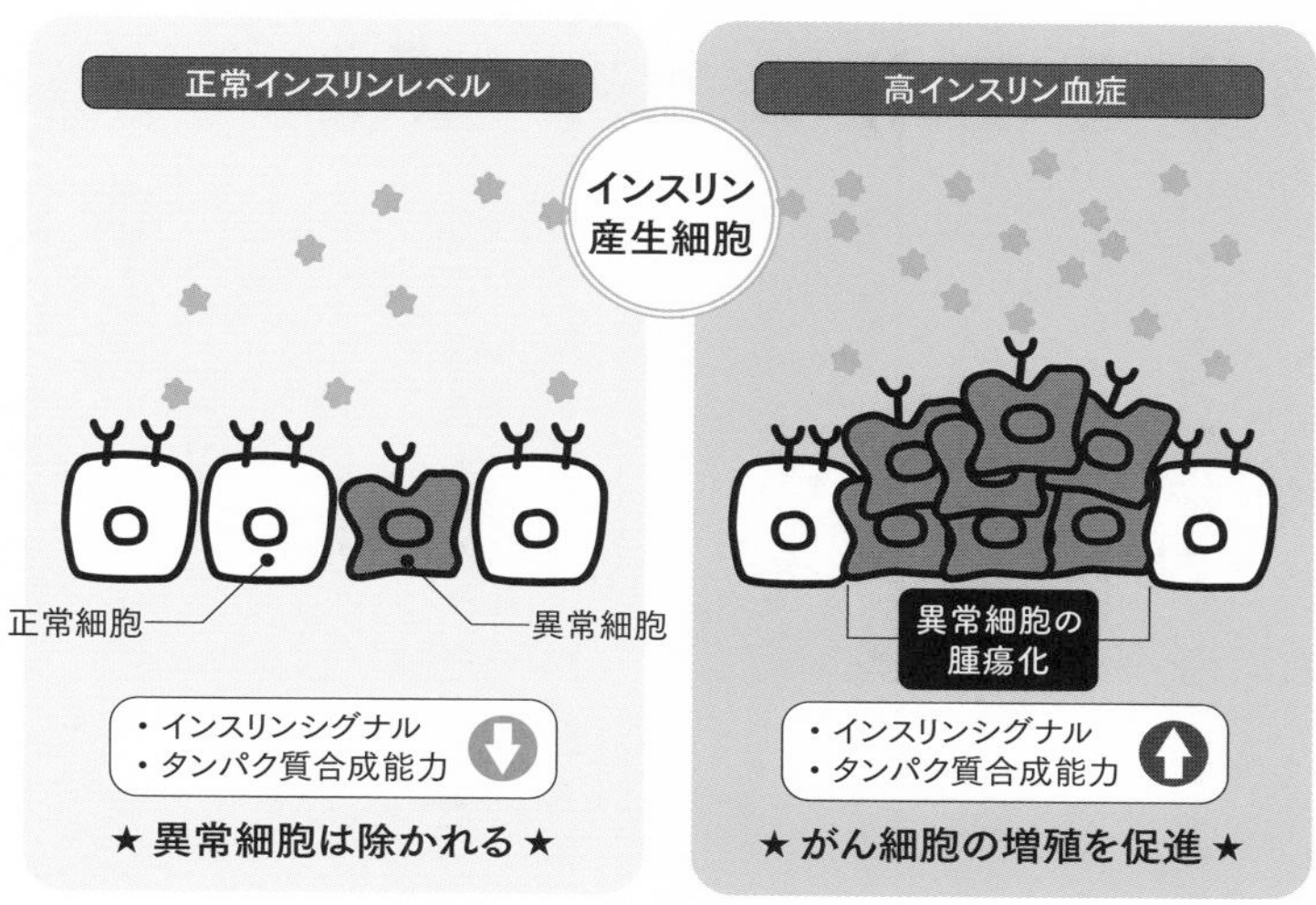

参考：https://dm-net.co.jp/calendar/2020/030100.php

ことから、がんリスクが上がる可能性があるのです。

しかし、だからと言って、それがそのままインスリン注射に当てはまるわけではなく、**さまざまな研究で確認された結果、インスリン注射とがんリスクは無関係とされています。**インスリン注射を使用して、しっかりと血糖値をコントロールし、健康を保つほうが重要です。

ポイントとまとめ

◆糖尿病でがんリスクが上がるのは、「高インスリン血症」の状態になった場合

◆インスリン注射では、がんリスクは上がらないと考えられている

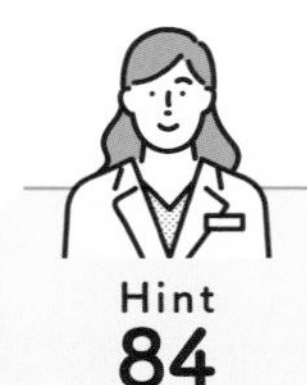

Hint 84

期待したい！新しい「インスリンのおくすり」がつくる未来

インスリンは、これまでさまざまな方法での投与が試されてきましたが、現在は、ペンタイプの使い捨て注射器で皮下に打つのが主流です。針を刺す痛みや、わずらわしい手順を覚えることに、抵抗を感じる人も少なくないでしょう。特に、小児や高齢者の場合は、本人にも保護者、介護者にも負担が大きくなります。

２００６年、アメリカで吸入式のインスリンが発売され、新しい「インスリンのおくすり」に期待が集まりました。しかし、効果や費用、取り扱いの面倒さ、事前検査のわずらわしさなどが原因で、翌年には発売中止となってしまったのです。その後も「インスリンのおくすり」については、さまざまな研究が進められ、**現在、もっとも期待を集めているのが経口インスリン。**２０２１年には皮下に注射する糖尿病治療薬、ＧＬＰ−１受容体作動薬の経口剤が登場し、患者さんの負担がかなり軽減されました。同じように、注射でしか効果が実現できなかったインスリンを経口で投与できるようになれば、毎日、インスリン注射を頑張っている世界中の糖尿病患者さんにとって、とてもうれしい、新たな一歩になるでしょう。

現在、研究が進んでいるのが、週1回の投与で効果を発揮するインスリン製剤です。今あるインスリン注射の作用時間は、2～3時間のものから、42時間のものまでさまざま。それが週1回の投与ですむなら、子どもや高齢者、家族の負担を減らすだろうと、期待されています。現在はまだ、インスリンの血中濃度の不安定さなどの問題も残っていて、今後の改善が待たれるところです。

さらに驚くことに、血糖値の変化に合わせて効果を発揮するというインスリンの開発も進んでいます。誰にでも、簡単に、インスリン量の調整ができるようになる可能性も出てきました。

より簡単に効果的なインスリンの開発が世界中ですすめられています。研究者さんたちに感謝しつつ、新しい「インスリンのおくすり」が使えるようになったときに、その恩恵を受けられるよう、血糖値を良くしながら待ちましょう。

ポイントとまとめ

◆新しい「インスリンのおくすり」として、経口タイプや週1回投与のものが開発中

◆血糖値の変化に合わせて効果を発揮するインスリンの開発にも期待しています！

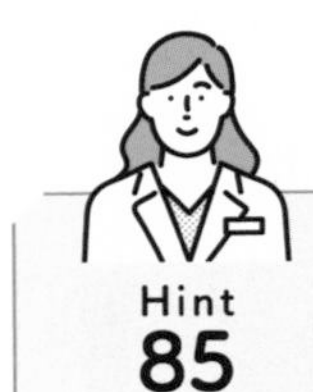

Hint 85

今、一番、熱い！「GLP−1受容体作動薬」の減量効果 糖尿病以外も改善

GLP−1受容体作動薬は、インスリン分泌を促して血糖値を下げる、皮下注射の製剤です。空腹時は働かず、食事で血糖値が上がったときだけ働くため、低血糖を起こしにくいとされています。

インスリンを分泌する膵臓のβ細胞や心血管を保護する働き、血糖値を上げるグルカゴン分泌を抑制する働きなど複数の効果がありますが、**この薬が注目を集めているのは、なんといっても減量効果。**私の患者さんでも10～20kg減量して、糖尿病以外の生活習慣病まで改善できたという方が何人もいます。胃腸の動きを弱めて満腹感を持続させ、脳に作用して食欲を抑制し、同時に脂肪燃焼効果を発揮するので、体重が減りやすくなるのです。

副作用として胸焼けや便秘、下痢などの消化器症状が出ることもありますが、しばらくすると慣れることがほとんど。**血糖改善効果がかなり強いので、インスリン注射から切り替えられる人も。**

実は、まもなく体重減少効果がより強いGIP／GLP−1受容体作動薬が発売される予定で

■ GLP-1受容体作動薬の体への影響

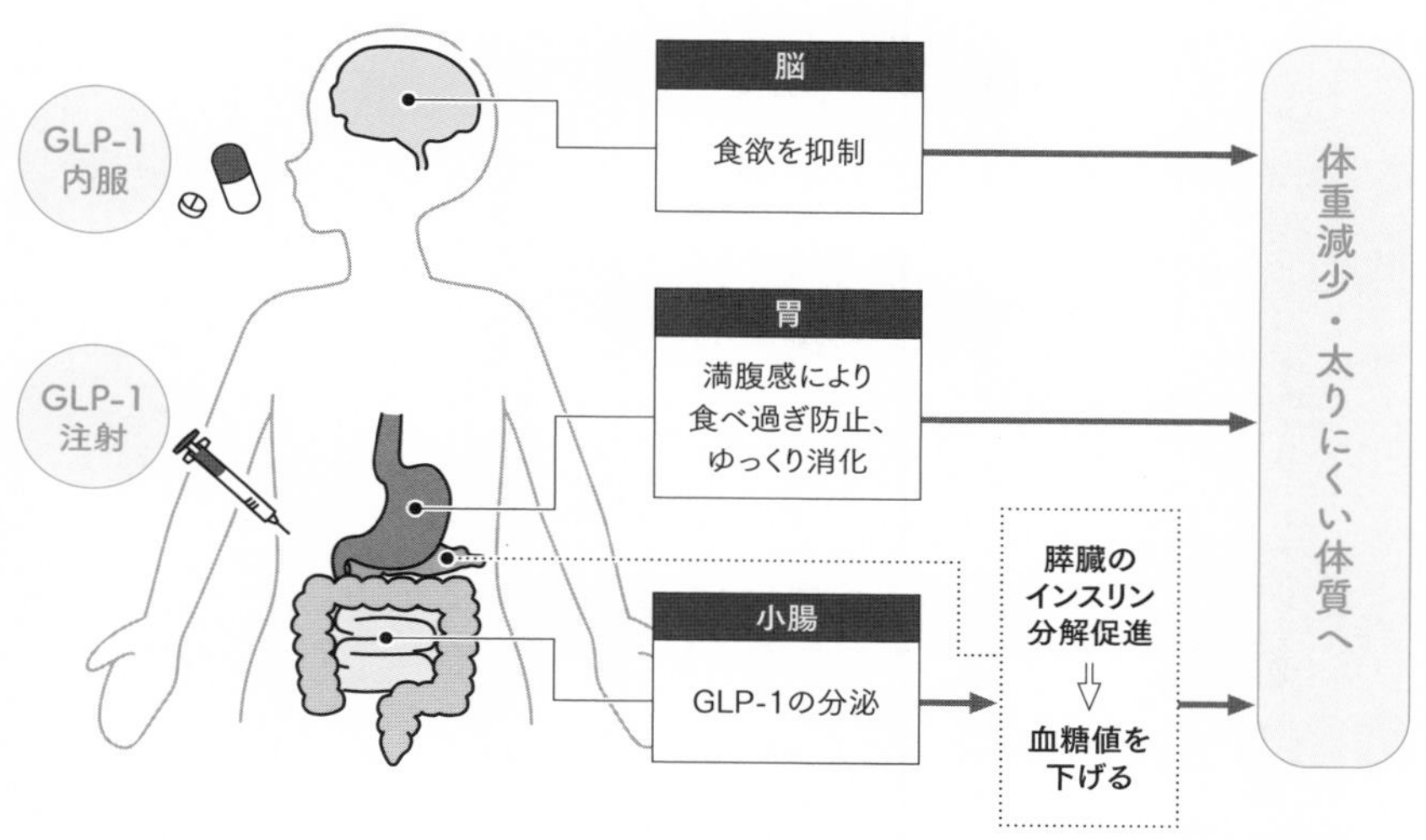

参考：https://www.takasu.co.jp/operation/diet/glp_1.html

す（2023年2月現在）。これは、GLP－1受容体作動薬の効果を補完するホルモンであるGIPの効果（食物摂取量を減少させエネルギー消費を増加させる）も同時に得られると考えられている薬なので、糖と体重により大きな効果をもたらす結果が出ており、私も大いに期待しています。

ポイントとまとめ

◆GLP－1受容体作動薬は、血糖改善と減量効果を導く最新の治療薬

◆体重減少効果がより強いGIP／GLP－1受容体作動薬の登場に期待大

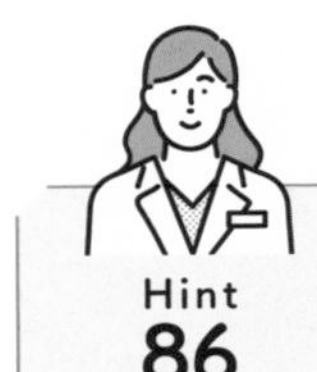

Hint 86

多方面に頼もしい「SGLT2阻害薬」とは？

SGLT2阻害薬は、尿に糖を出すことで血糖を下げる飲み薬です。

通常は血糖値が約180mg／dlを超えると尿に糖が排出されるところ、その閾値(しきいち)を下げ、尿に糖が出やすい状態にします。腎臓にある近位尿細管で糖の再吸収を阻害して尿糖の排泄量を増加させ、インスリンに関係なく血糖値を下げるため、種類によってはインスリン分泌がない1型糖尿病にも適応がある薬です。日本で新規処方される糖尿病治療薬の中では2番目、処方数全体では3番目に位置するほどポピュラーな薬剤です。

この薬を飲むと1日約60～100g（約240～400kcal）**の糖が尿から排出されるため、平均3kg前後の減量効果も期待でき、脂肪肝や高血圧が改善する利点もあります。**また、腎臓を保護する効果や、心血管疾患や心不全のリスクを下げる効果も。

副作用は、尿糖の増加により細菌が繁殖しやすくなるため膀胱炎が多く、女性は注意が必要です。

■SGLT2阻害薬の働き

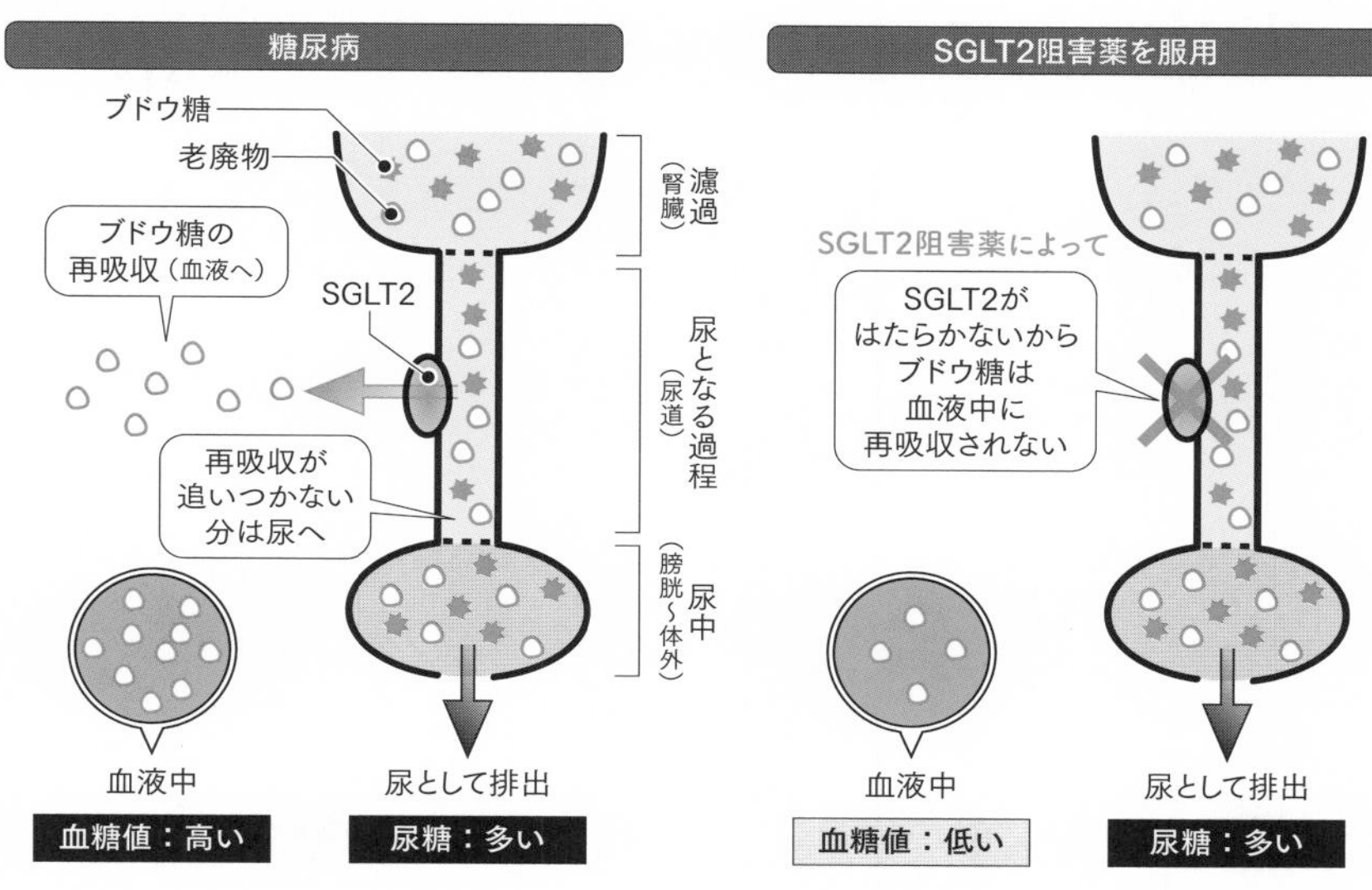

参考：http://www.himonyadayori.com/medical.page/201405

尿量が増加するので、水分を多く摂取しないと脱水になるため、高齢者には不向きです。

一部のSGLT2阻害薬では慢性腎臓病に対する保険適応も取得しており、尿たんぱくを認める2型糖尿病の人が、透析への進展を抑制しやすくなりました。心不全の保険適応を取得したSGLT2阻害薬もあります。

このようにメリットが多い薬なので、糖尿病治療薬としての需要はさらに増えるでしょう。

ポイントとまとめ

◆SGLT2阻害薬は、糖を尿から多く出すことで、血糖値の改善、減量効果がある

◆糖尿病患者に多い慢性腎臓病や心不全にも保険適応があるので「お守り効果」もある

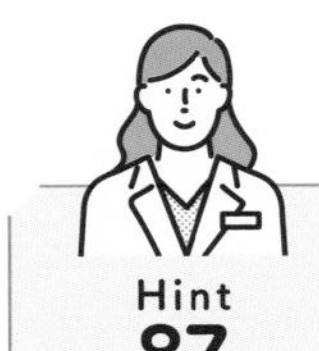

Hint 87

メリットが多岐にわたるから頼られるＤＰＰ－４阻害薬とのつきあい方

ＤＰＰ－４阻害薬は、２００９年の発売以降、効果と安全性の面から、**新規の糖尿病治療薬として使用されている薬剤としては国内第１位。**血糖値をしっかりと下げてくれることはもちろん、服用が食事の時間に関係なく１日１回か２回ですむ手軽さや低血糖を起こさないこと、薬の副作用による体重増加の心配がないこと、膵保護作用があることがメリットです。

「ところで、ＤＰＰ－４って何？」と、思いますよね。**ＤＰＰ－４とは、食事をとった際に小腸から分泌されて膵臓からインスリンの分泌を促すホルモン「インクレチン」を分解する酵素です。**つまり、インクレチンの効果をストップするのがＤＰＰ－４。ＤＰＰ－４のせいで、インクレチンの効果は数分しか持続しないんです。糖尿病の人にとっては、「おいおい、ＤＰＰ－４！　何やってんだ！」というところ。そこで、ＤＰＰ－４の働きを抑えて、インクレチンがインスリンの分泌を促すために存分に働けるようにと生まれたのが、「ＤＰＰ－４阻害薬」なんです。そして、ＤＰＰ

■ DPP-4阻害薬の働き

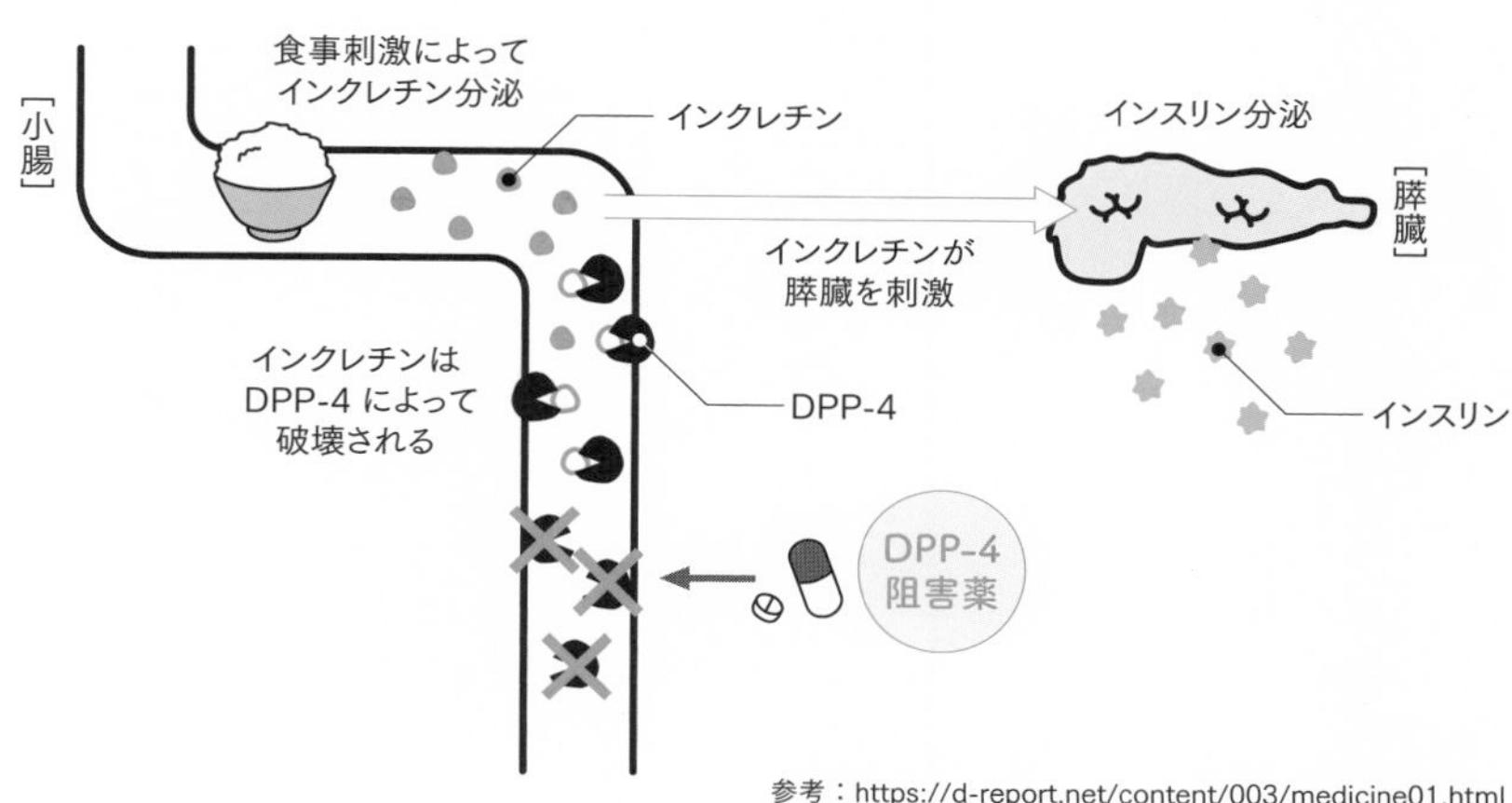

参考：https://d-report.net/content/003/medicine01.html

－4阻害薬の働きが多岐にわたるのは、前述のとおり。

高血糖による糖毒性解除のために、インスリン注射を一時的に使用することがあります。そのとき、このDPP－4阻害薬を併用することで、**インスリン注射の使用を早く止められて、内服薬への切り替えをスムーズにしてくれる**心強い薬剤の一つです。

ポイントとまとめ

◆インクレチンのインスリン分泌を促す働きを持続させるのがDPP－4阻害薬

◆低血糖を起こさない、体重増加の心配がないなどメリットが多い

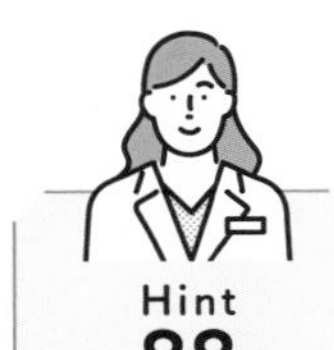

Hint 88

糖尿病予備軍にまで、幅広く使える薬 αグルコシダーゼ阻害薬（α-GI）とのつきあい方

αグルコシダーゼ阻害薬（α-GI）は、一言でいうと、「糖の吸収を抑える」お薬です。

食事で摂取された炭水化物は、口や胃の中で消化酵素により分解され、最終的に小腸上皮から吸収されて血液にのって全身を巡ります。小腸ではαグルコシダーゼという酵素によってブドウ糖にまで分解されて吸収されますが、このαグルコシダーゼの活性を阻害することで小腸からの糖の吸収を抑制し、食後の血糖値の上昇を緩やかにするのです。食後の高血糖を是正するための過剰なインスリン分泌も抑制します。

さらに、GLP-1（190ページ）の分泌を促進する効果もあるため、膵保護、心血管保護、減量効果が期待できます。ただし効果が緩やかなので、1回の食事の量が多い人やヘモグロビンA1c8％以上の人には、効果が期待できません。7％台までで、食事療法を遵守している食後高血糖の人向きです。難点は、食事の直前に内服する薬なので飲み忘れが多いこと。膨満感や下痢、おなら

■ αグルコシダーゼ阻害薬の働き

通常の場合

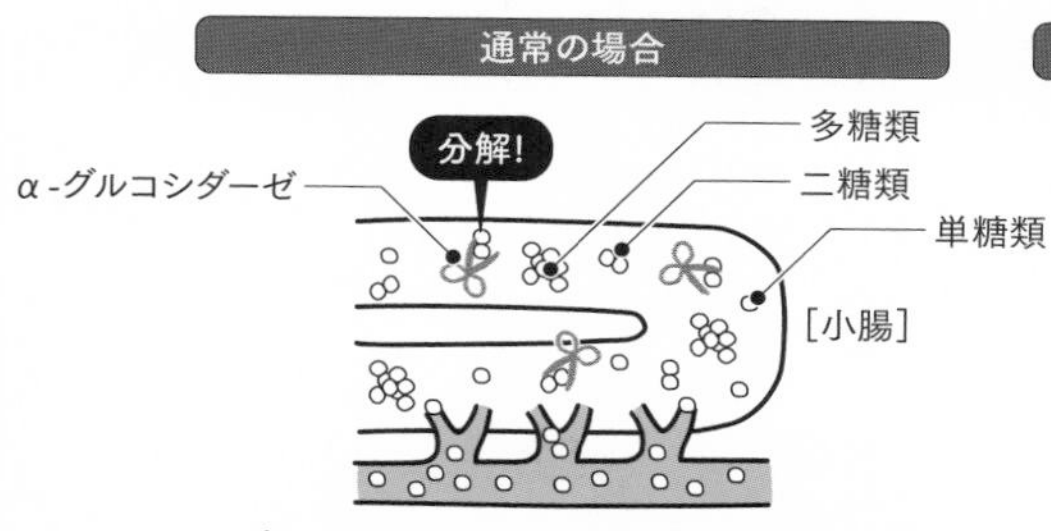

・α-グルコシダーゼは、二糖類を単糖類に分解する
・単糖類に分解されてはじめて吸収される

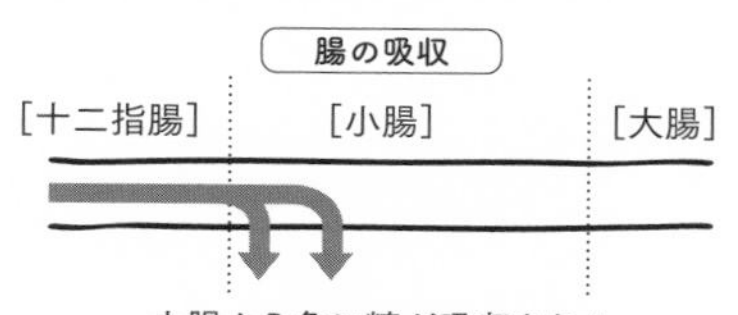

小腸から急に糖が吸収される
★ 食後の血糖値が急速に上昇 ★

α-G1薬を服用した場合

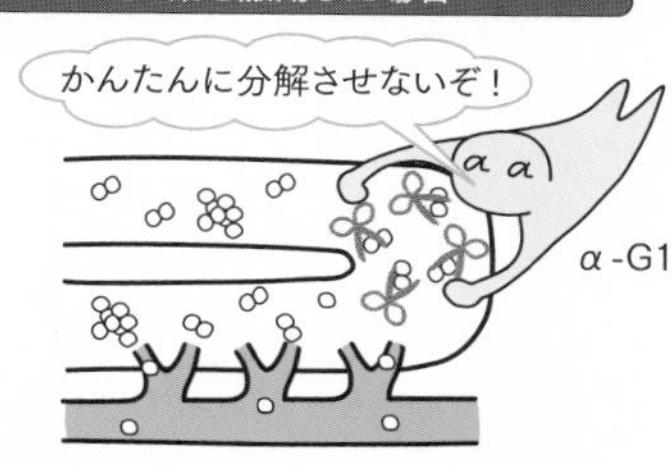

・α-G1がα-グルコシダーゼの活性を阻害
・多糖類や二糖類だと吸収できない

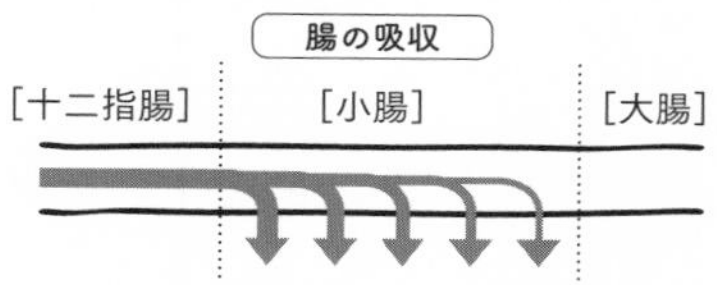

小腸から糖がゆっくりと吸収される
★ 食後の血糖値の急速な上昇が抑えられる ★

参考：https://dm.medimag.jp/column/22_1.html

といった副作用がありますが、1週間程度で慣れることがほとんどです。

αグルコシダーゼ阻害薬は、糖尿病予備軍の人にも保険適応があり、糖尿病への進展を抑制する効果がありますし、インスリン注射を使っている1型糖尿病にも適応があります。**血糖コントロールが比較的良好で、食後高血糖を認める人に幅広く使える薬です。**

ポイントとまとめ

◆ヘモグロビンA1c7%台までで、大食いしない人に効果的
◆糖尿病予備軍の方に保険適応があり、糖尿病への進展の抑制効果がある

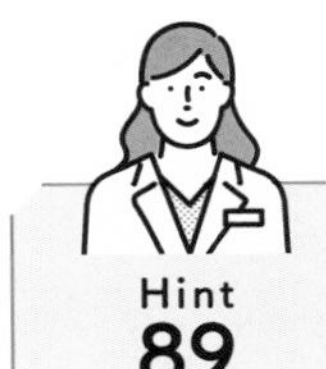

Hint 89

朝の血糖を改善！ ビグアナイド薬を活かすのは、糖尿病専門医の腕の見せどころ

ビグアナイド薬は、インスリン抵抗性を改善する薬で、肥満かどうかに関係なく効果を発揮するのが特徴。筋肉の細胞内にあるＧＬＵＴ４（グルコース輸送体）の細胞の表面への移動を促進し、血液中のブドウ糖を細胞内に取り込んで、血糖値を下げます。これは、運動による血糖値の改善と同じメカニズムです。

さらに、肝臓での糖新生を抑制し、夜中から朝の血糖値を下げます。朝晩で内服すると、朝１番の血糖値が改善して良いのですが、実際には、夜の飲み忘れが多いんです……。夜こそ飲んでほしい薬なので、処方されている方は、ぜひ、忘れないようにしてくださいね。

最近では、便の中にブドウ糖を排出したり、ＧＬＰ－１の分泌を促進したりすることがわかってきました。さらに、大腸がんや肝臓がんの抑制を示唆するデータも、数多くあります。ビグアナイド薬自体は、１９６０年代に登場した薬ですが、新しい発見が多いため「古くて新しい薬」と呼ば

■ ビグアナイド薬の働き

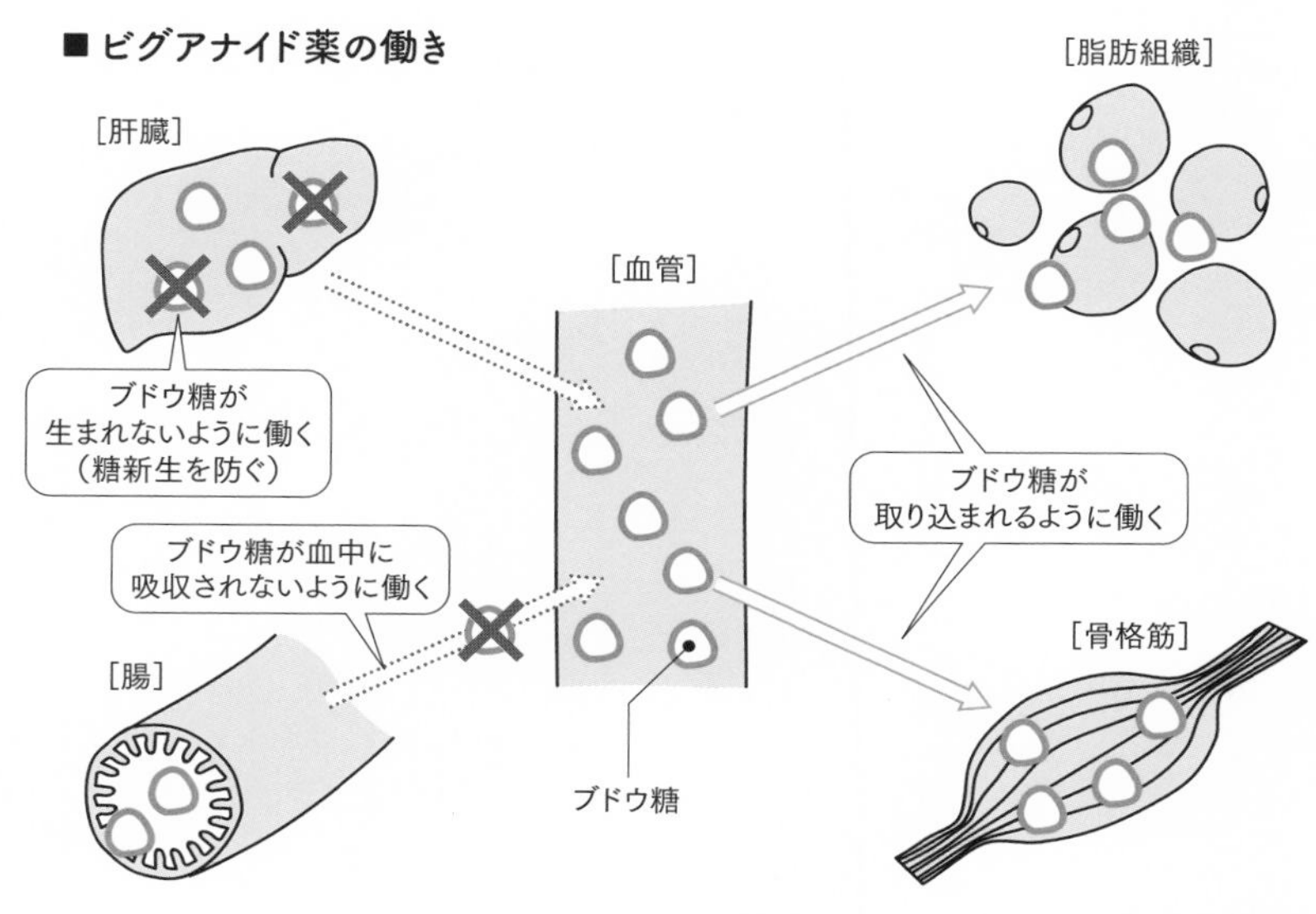

参考：Diabetes Care 15 755,1992 Drugs 49 721,1995

れています。

もうひとつの特徴は、**増量すればするほど効果が期待できる薬**で、1日最大2250mgまで使用可という点。

ただ、胃腸症状の副作用の対応が難しい、乳酸アシドーシスの副作用が出ると危険、高齢者には処方しにくいなどの理由もあり、最大量まで処方するのは、糖尿病の薬について総合的に判断できる糖尿病専門医だけです。

ポイントとまとめ

◆インスリン抵抗性を改善する薬だけど、肥満の有無に関係なく血糖値を下げる

◆インクレチン（GLP-1）を増やしたり、がん抑制効果があったりとメリットが多い

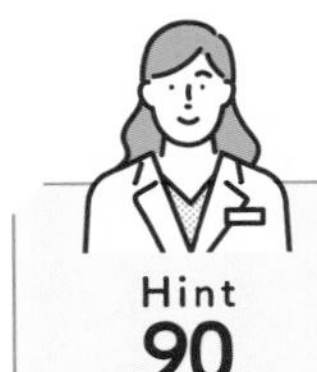

Hint 90

糖尿病専門医は、患者さんの腎臓を守る最後の砦！腎保護の薬の話

日本での透析導入の原因第1位は、糖尿病（腎症）です。

腎症は、糖尿病の三大合併症のひとつで、進行すると腎臓の機能が落ち、体の余分な水分や老廃物を尿として体の外に排泄する機能が弱まるため、体がむくんだり、気分が悪くなったりなど、さまざまな症状を引き起こすものです。初期には、尿たんぱくが少し出るようになり、普通の尿検査で尿たんぱく（＋）などと表記されますが、**この段階で「血糖コントロールの改善」「血圧の安定」「減塩」をしっかり行えば、尿たんぱくの増加を防ぎ、腎機能も悪化しにくくなります。**

しかし実際には、尿たんぱく（－）でも、早期腎症のことがあり、それを「尿中微量アルブミン」という検査項目で見守るのが糖尿病専門医です。尿たんぱくが増え、次第に腎機能の状態を示す手がかりであるＣｒ（クレアチニン）が上昇していくと、最終的に人工的に腎臓の機能を補う「透析療法」という治療が必要となります。透析には種類がありますが、多くは血液透析となるため、週３回４

時間の拘束が避けられません。精神的にも身体的にも、本人はもちろん、家族にも負担が大きくなるでしょう。なるべく透析にならないようにする、もしくは透析になるとしても、それまでの時間をなるべく延ばすことが糖尿病専門医の役目だと思っています。

腎症に対しての投薬治療は、腎保護作用がある高血圧の薬です。これは昔からある、尿たんぱくを減らして腎症の進行を抑える薬で、血圧が高くなくても腎臓のために飲むことになります。しかし、すでにＣｒが上がっている人が飲むと、腎機能を悪化させる可能性もあって使いにくいのが実状……。最近では、腎保護作用があるＳＧＬＴ２阻害薬として、２型糖尿病と腎症の両方に効果を発揮する画期的な新しい薬が複数登場し、治療の幅も広がっています。糖尿病専門医は、腎臓の機能を見守り、薬を選んで治療にあたりますので、患者さんも血糖値や血圧の管理、減塩など、自分でもできることを頑張って一緒に対策していきましょう。

ポイントとまとめ

◆糖尿病専門医は「尿中微量アルブミン」という検査項目で腎臓の機能を見守る
◆薬だけに頼るのではなく、血糖と血圧のコントロール、減塩を頑張りましょう

第5章 正しい医者とのつきあい方

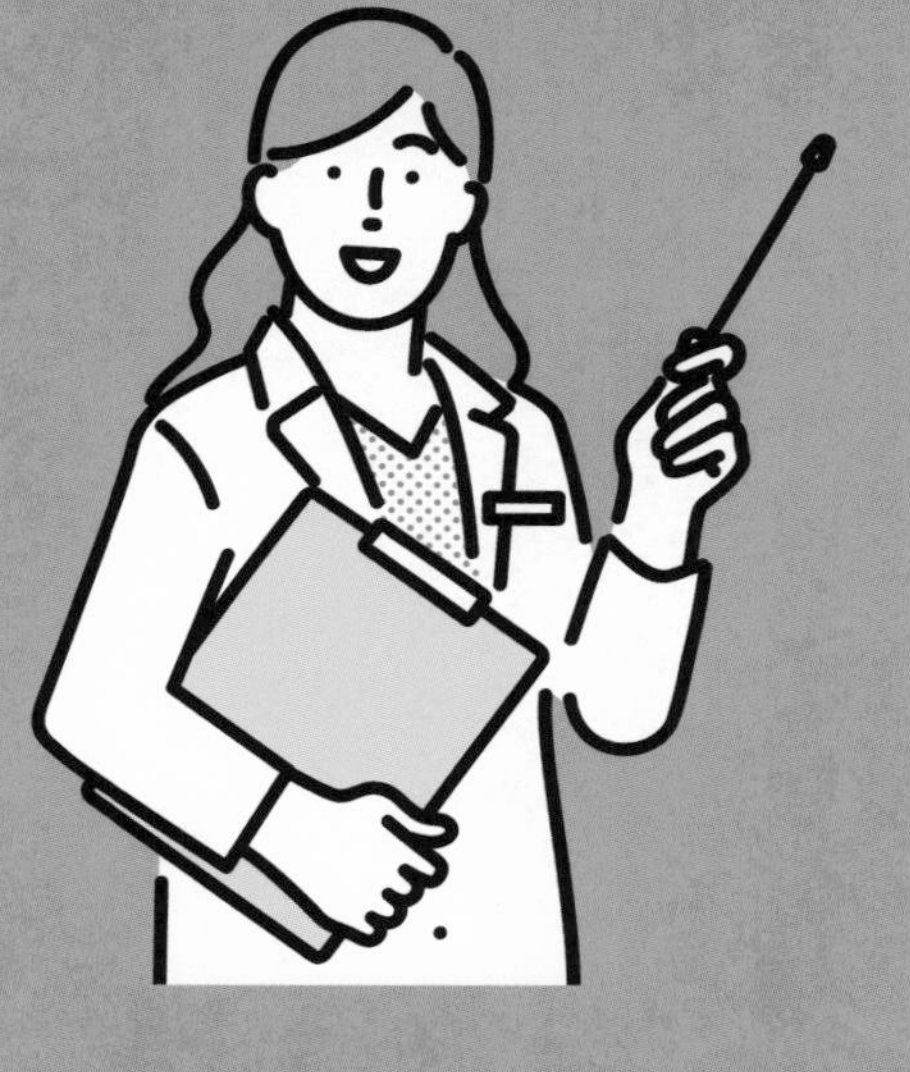

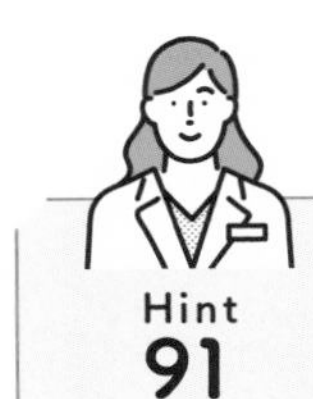

Hint
91

糖尿病専門医とは？①

糖尿病専門医とは、正確には**「日本糖尿病学会専門医」**のことで、日本糖尿病学会が養成・認定している医師を指します。内科認定医試験に合格したあと、糖尿病に関する専門的な研修を受け、筆記試験と面接を経て合格すれば、やっと糖尿病専門医と名乗れるのです。思い返しても頭がクラクラするほど大変な日々の「血と汗の結晶」なんですよ。

他の内科医師との違いは、たくさんあります。まず、糖尿病の予防は専門医ならではの仕事。境界型糖尿病（糖尿病予備軍）疑いの人やヘモグロビンＡ１ｃや空腹時血糖値で一見、糖尿病ではないとされる人（隠れ糖尿病）にブドウ糖負荷試験を行い、糖尿病の診断や将来的なインスリン分泌能力の推測をします。**ブドウ糖負荷試験は重要で有用な検査ですが、糖尿病専門医しかできません。**

糖尿病の予防や診断、薬物療法などによる治療まで、一人の患者さんを全身にわたって管理する、専門的な知識と診療能力を持つのが糖尿病専門医です。細やかな分析や治療も、糖尿病専門医にしかできないこと。豊富な治療経験から、インスリン分泌能力や血糖値、ヘモグロビンＡ１ｃ、年齢や体格、肝機能や腎機能、合併症などに合わせて、最適な薬を選んで提案します。

血糖値を下げることと同じくらいに大事なのが、合併症を起こさないことであり、進行をゆるやかにすることです。一番気を使うのは、糖尿病腎症による透析の回避。定期的な尿検査で糖尿病腎症を早期に発見し、改善するための生活指導や薬の調整などを行います。最近、糖尿病腎症自体の薬も出始めたので、期待しているところです。

糖尿病専門医でも発見や治療ができない唯一の合併症が糖尿病網膜症。患者さんに定期的に眼科受診を促し、眼の合併症の状態を把握することも、糖尿病専門医の大事な仕事です（網膜症がある場合、急にヘモグロビンＡ１ｃを改善すると、網膜症が悪化することがあるため）。

糖尿病専門医は文字どおり、糖尿病のプロフェッショナル。信頼できる専門医を見つけてください。

ポイントとまとめ

◆一人の患者さんを全身にわたって管理する、専門的な知識と診療能力を持つ

◆専門性が高く、治療経験も豊富。糖尿病に対して細かな分析や治療をおこなう

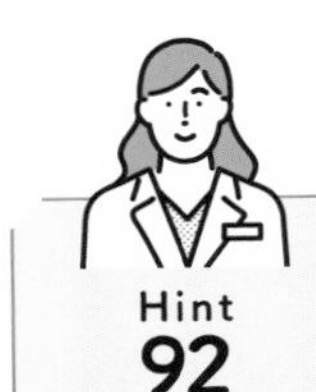

Hint 92

糖尿病専門医とは？②

糖尿病専門医の仕事は、患者さんの血糖コントロールを良好にたもち、合併症を起こさないように注意深く診療を行うこと。患者さんにほかの病歴がある場合や糖尿病歴が長いほど、血糖コントロールが難しく、合併症が出やすいので、必要な検査や薬を調整しています。私たち糖尿病専門医は、患者さんの年齢や食事、運動などの生活習慣、他の病気の併発の有無、腎臓や肝臓の状態、網膜症の状態、インスリン分泌能力、飲酒の有無、糖尿病の家族歴、さらには医療費を節約したいかどうかの経済状況などを複合的に見たうえで、薬の選択をしているのです。

食事や運動を頑張れるかどうかは、その人の性格の見きわめも大事。血糖値の推移はもちろん、定期的な診察の際の問診で患者さんの様子を見ています。そのうえで、一人ひとりの患者さんに合った治療を考えることができるのが糖尿病専門医の強みです。運動や食事療法をただ「頑張れ」と言い続けても、血糖値は下がりません。

一般内科医が糖尿病患者さんを診ることも、結構多いです。でも、やはり「餅は餅屋」で、**糖尿病と診断されたあとの血糖コントロールや合併症、健康寿命は、糖尿病専門医にまかせるべき領域**だと、私は思っています。一般内科医を批判するわけではありませんが、私のところに転医してくる患者さんは、「血糖値の状態と薬が合っていない」「今はあまり使わないような、古いタイプの薬が出されていて、からだにも悪影響を及ぼしかねない」「インスリンの種類や量が合ってなくて低血糖を起こしがち」「腎症が悪化しているのに、患者さんに知らせていない」という場合が多々あるんです。患者さんにとっては、寝耳に水で、すぐにはご理解、ご協力いただけない場合もありますが、時間をかけて説明して、薬を変更したり、尿たんぱくを減らす薬を調整したりして治療しています。

ここだけの話……、**「家から近い内科」や「偉い先生」を医師選びの基準にしていると、後悔することになりかねません。糖尿病は、糖尿病専門医と一緒に治療していきましょう。**

ポイントとまとめ

- ◆糖尿病専門医は、一人ひとりの患者さんを総合的に診て、治療方針を決めている
- ◆糖尿病の治療は医師の年齢や性別でなく、「糖尿病専門医」かどうかで選んで

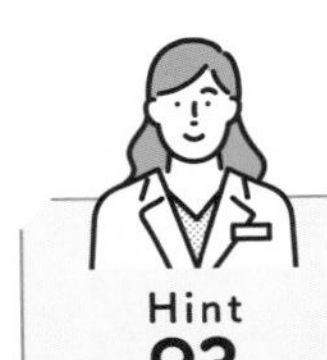

Hint 93

40代男性に多い「来る来る詐欺師」とは!?

糖尿病にかかったら、血糖値をなるべく安定させ、合併症を起こさないために、「定期的な通院」はマストです。ところが、自覚症状がないのをいいことに、「自分は大丈夫」と、何の根拠もない勝手な自己判断で、病院に来るのをやめる方が意外と多くいらっしゃいます。特に多いのが、「40代の男性」の患者さん。私は、彼らのことを、愛をこめて**「来る来る詐欺師」**と呼んでいます。「来る」と言って来ない。「次は必ず！」と言って、やっぱり来ない……。「もう浮気しませんっていう、浮気性の男性と同じだなぁ」なんて、密かに思ったりもしますが、それでもまた、フラリと来院してくれると、やはり私もうれしいものなんですよね（笑）。

ただ、**通院中断を繰り返していると、当然、糖尿病の状態は悪化している場合がほとんど。**数カ月、あるいは数年ぶりの来院で血液検査をしたら、血糖値は爆上がり、即、インスリン注射を開始しなくてはいけないという方もいます。また、久しぶりに受診して内服薬を再開しても以前のようには血糖値は下がらないことが多いのです。**来る来る詐欺を繰り返すほど血糖値が下がらない率が上がります。**血糖値が高くなっていることで膵臓に負担がかかっていて、だんだん内服薬が効きにくくなるのです。もちろん医師は、薬を変更して血糖値を下げる工夫をしますが、結局、インスリン注射を使うことに……。

そして、**通院中断の期間が長いと、血糖値が高い期間も長くなるため、さまざまな合併症のリスクがグッと高くなります。**とくに怖いのが糖尿病による網膜症。「来る来る詐欺師」の人たちの傾向として、眼科もなかなか受診しません。そうすると、糖尿病の薬を再開して血糖値が急に下がったことで、網膜症が悪化するケースもあります。

「来る来る詐欺師」のみなさ～ん。年齢的にも多忙であることは分かっていますが、インスリン注射の手間や複数の病院に通う手間を考えると、定期的に通院して、糖尿病の治療をするほうが、よほど時間の使い方として効率的だと思いませんか？

ポイントとまとめ

◆通院中断を繰り返すと糖尿病の状態は悪化し、内服薬も効きにくくなる
◆通院中断で高血糖の期間が長くなると、網膜症など様々な合併症のリスクが上がる

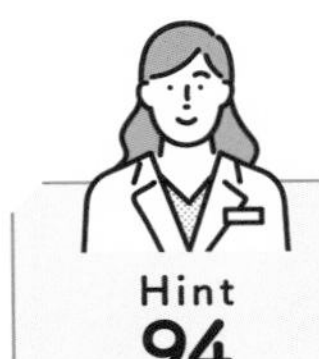

Hint 94

糖尿病は、あなただけのせいではない！

糖尿病、なかでも2型糖尿病に対しての偏見は、いまも根強くあるように感じます。好き放題食べて飲んで、自堕落な生活を送った結果の自業自得でしょ……と。私も、11歳で1型糖尿病と診断されたときには、2型の方と同じ偏見にさらされ、悲しい思いもしました。だから正直言って、2型糖尿病の方に対して、良い感情を持てなかった時期もあります。

でも、自分が糖尿病専門医になり、2型糖尿病患者さんたちと接するなかで、その誤解に気づき、大いに反省しました。そして、今は敬意を持って、一人ひとりの話を聞きながら治療に当たっています。皆さんそれぞれに魅力があり、尊敬すべき方々です。

さて、2型糖尿病の原因についてですが、食べ過ぎや運動不足の背景の一つには、多くの場合、**「ストレス過多」**があると考えられます。その原因としては、長時間労働による肉体的疲労、各種ハラスメントや人間関係による心の疲労などの外部環境要因、また、ワンオペ育児や家庭と仕事の両立、介護問題などによるストレスもあるでしょう。

２０１４年にドイツで発表された調査によると、５３３７人の労働者を平均13年追跡したところ、**職場で過大な仕事を要求されて強いプレッシャーを感じている人は、そうでない人より2型糖尿病になるリスクが45％も上昇した**そうです。また、２０１３年にカナダで発表された調査では、７４４３人の女性を平均9年追跡したところ、仕事のストレスが多い女性は、そうでない女性より、2型糖尿病の発症リスクが2倍になっていました。

2型糖尿病にかかったことで、自分を責めている方もいるでしょう。でも、私は伝えたいのです。それは「あなただけのせいではない」と。ストレスで心や体が弱ってしまった人に寄り添える社会が求められています。子どもの頃、１型糖尿病になって絶望していた私は、主治医はじめ医療スタッフや友達、両親など周りの人々に救われました。そして、今は私も医師として患者さんの支えになりたいと願っています。

ポイントとまとめ

- ◆「過度のストレス」が2型糖尿病の要因の一つとなっている場合もある
- ◆心や体が弱ってしまった人にも寄り添える社会が、これから求められている

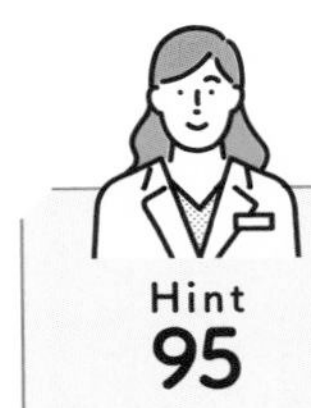

Hint 95

こんな医者は、避けたほうがいい①
糖尿病の合併症を気にしない医師

医師選びは、患者さんの権利です。どこの病院に行くか、どの医師に診てもらうかで、その人の未来に大きな影響が出ることもあります。もちろん、発熱した時に歩いて行ける地元の病院、仕事の休憩時間に行きやすい職場近くの病院など、「近所の病院」の存在は、とてもありがたいものですよね。でも、糖尿病の場合は、長期間のお付き合いになりますし、状態の変化に的確に対応してもらうことが、血糖値の改善や合併症の予防には必須。だからこそ、医師選びは慎重にと言いたいのです。

ただ、私が「こんな医師がいい！」と言うのでは、私個人の好みも入りますし、理想を追求してしまいそうなので、ここでは**「避けたほうがいい医師」のポイント**をご説明します（以下、あくまでも糖尿病治療に関して、「避けたほうがいい」という私見です。糖尿病専門医以外の医師を批判するものではありません）。

まず、糖尿病を治療する際に一番気にしなければいけないのは、糖尿病神経障害、糖尿病網膜症、糖尿病腎症の三大合併症。医師は血糖値やヘモグロビンＡ１ｃなど血液検査の数値だけでなく、三大合併症の兆しにも最大限の注意を払わなくてはいけません。これはマストです。

なかでも重要なのは、糖尿病腎症を予防するための検査と治療。定期的な尿検査で糖尿病腎症を早期に発見し、その改善のための生活指導や薬の調整などを行うことが大切です。一般的な尿検査でも、尿たんぱくが出ているかどうかは分かりますが、さらに細かく尿たんぱくを分析した数値を測ることで、早期腎症を洗い出し、血糖コントロールの改善や尿たんぱくを改善する薬剤で治療を行う必要があります。つまり、**「尿検査をしない医師は論外」**です。

糖尿病網膜症については、眼科の範疇となり、「患者のヘモグロビンＡ１ｃを必ず確認し、把握する」「眼の状態を診て、後の眼底検査の頻度を決める」医師は信頼できます。「次は、〇カ月月後に眼底の検査をしましょう」と、次回の受診時期を伝えてくれない眼科医は避けましょう。

ポイントとまとめ

◆三大合併症、とくに糖尿病腎症の予防が重要。尿検査をしない医師はＮＧ

◆眼の眼底検査について、次の受診時期を伝えてくれない眼科医はＮＧ

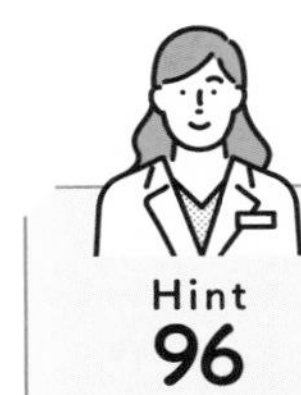

Hint 96

こんな医者は、避けたほうがいい②「痩せなさい」としか言わない医師

さて、「避けたほうがいい医師」の第2弾は、**「痩せなさい」としか言わない医師**です。

たしかに、肥満の場合、脂肪が原因でインスリンが効きづらくなります。食事や運動によるダイエットに成功すれば、インスリンの効きづらさが解消され、膵臓の負担を減らしながら血糖値を下げることも可能になります。実際に、ダイエットに成功して糖尿病の薬を減らしたり、休薬したりしながら経過観察をしている方も、うちのクリニックだと1割くらいはいらっしゃいますよ。でも、だからと言って、「痩せれば、糖尿病が治る」とは思わないでくださいね。痩せて糖尿病が治ったわけではなく、ダイエットして肥満を解消したことで、「血糖値をコントロールできている」という状態なのですから。

ただ、食事や運動に注意して、血糖値が下がるのは、2型糖尿病では初期の段階だけ。食事や運動でも血糖値が下がらなくなってきたら、血糖値を下げる手段として薬を使うべきと私は思っています。どうしても薬を飲みたくないと訴える人もいますが、高血糖による合併症のリスクのほうがよっぽど怖いのです。だからこそ、食事や運動に注意して血糖値を下げられる初期の段階を過ぎているにもかかわらず、薬の提案をしなかったり、痩せなさいとしか言わなかったりという医師は「避けたほうがいい」と、言わせてもらいます。

また、**今では少なくなりましたが、「糖質制限しなさい」と言う医師も避けたほうがいいでしょう。**糖質制限をすると死亡率が上がるというデータが、すでに多数出ています。糖質制限をすると、塩分や脂質、たんぱく質を摂り過ぎる可能性が上がり、糖尿病と併発しやすい高血圧や脂質異常症、糖尿病腎症のリスクが高まるのです。そして、なにより炭水化物は美味しいですから（笑）。まったく食べないとなると食事の満足度が減って、いつか食欲が爆発してしまいそうで怖いというのもあります。食事はよく噛んで、ゆっくり、そして、なにより楽しんで摂るのが一番ですものね。

ポイントとまとめ

◆「痩せなさい」としか言わない医師や、いつまでも薬の提案をしない医師はＮＧ

◆糖質制限は高血圧や脂質異常症、糖尿病腎症のリスクが高まるのでＮＧ

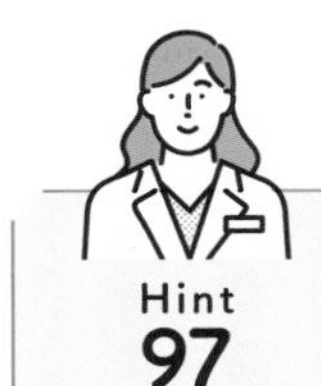

Hint 97

こんな医者は、避けたほうがいい③「また受診してね」と言わない医師

「避けたほうがいい医師」第3弾は、**「また受診してね」と言わない医師。**

繰り返しになりますが、糖尿病は、長期にわたって治療が必要な病気です。血糖コントロールが落ち着いた、つまり寛解状態になることはありますが、完治することはありません。暴飲暴食や過度のストレス、体重増加などをきっかけに、再び血糖値が上がってくることもあるので、たとえ血糖コントロールが良好であっても、定期的に血液検査をして、数値を確認することが必要です。でないと、いつのまにかヘモグロビンA1cが上がっているなんてこともあります……。だから、一度、糖尿病と診断された患者さんに、一時的に数値がいいからといって、「もう受診しなくていいですよ」なんて言う医師は、優しいのではなく、「避けたほうがいい医師」と言えるでしょう。

そして、耳が痛い方もいるかもしれませんが、**優しいようだけれど、実は、「避けたほうがいい医師」のもうひとつのタイプが、「検査や診察をしないで、薬だけ出す医師」です。**

たしかに、病院に行くと、採血して、診察を受けて、会計して、薬局行って……と、時間がかかりますよね。仕事が忙しい、家の用事があるなどの理由で、「薬だけ出してもらえませんか？」と言う患者さんに、「まあ、数値も安定しているし」と、薬を出してしまう医師もいらっしゃるらしいんです。そういう医師は、忙しい患者さんにとっては「（都合の）いい医師」かもしれませんが、糖尿病の治療という点からすると、けっして「いい医師」とは言えません。血糖コントロールのために薬を飲み続けること以上に大事なのが、血糖値の状態や合併症の有無を確認することなのですから。本気で糖尿病の治療を考えるなら、**安易に薬だけ出すような医師は、やはり「避けるべき医師」**と言わせてください。

糖尿病の治療の目標は、健康な人と変わらない人生を送ること。あなたと二人三脚で良好な血糖コントロールをキープして、「糖尿病でも健康長寿」をかなえられる医師を探してくださいね。

ポイントとまとめ

◆一時的に数値が良いからといって「もう受診しなくていい」と言う医師はＮＧ

◆検査や診察なしで薬だけ出してくれるのは、ただの「都合のいい医師」なのでＮＧ

おわりに

1型糖尿病を発症して毎日泣いてばかりだった子ども時代。

それが、「まさか自分がお医者さんになるなんて、血糖値を下げるお手伝いをしているなんて、人生何があるかわからないなぁ」と、ふと思うことがあります。

そして今……まさか自分が本を書くなんて！　自分の経験や知識、患者さんからのヒントをこうして共有させてもらえる場があることに、ただただ感謝しています。

この本で紹介したポイントは、ヘモグロビンA1c7％台までの比較的コントロール良好な方向けが多いです。数値が高い人が、いつもの食事に何かをプラスして血糖値が激減するなんて、薬以外ではまずありませんので、誤解しないでくださいね。

患者さんによく、「何を食べたら血糖値が下がりますか？」と聞かれるのですが、

「何を食べたら」と言ってる時点で、かなり間違ってます。

ズバリ、「今でも食べ過ぎなんだから、さらに食べて、それなのに、血糖値を下げたいなんて、ありえないから」と、思わず声に出しそうになります（たまに出てます）。

元も子もないこと言いますが、糖尿病の患者さんは、食べ過ぎていて血糖値が高い人が多いんです。だから、「今より食べなければ、血糖値は下がります！」というのが正解かもしれませんね。とにかく、朝昼夜の食事と糖質10ｇ以下の間食、それ以外を食べないという発想を持ってくれないと！

そして経験上、とても大事だと思っていること。それは、お医者さんが薬をすすめてきたら、まずは受け入れること。イヤイヤ言わずになんでも受け入れてくれる患者さんは、血糖値が下がります。

かつてはヘモグロビンＡ１ｃが10％超えていても、今では5～6％台の患者さんたちがたくさんいますが、みなさん、とても協力的でいい人！　相談しながら、いろんな薬を試せることがいいのです。

逆に、薬代が高いとか薬は飲みたくないと駄々をこねる患者さんは、残念ながら血糖値も高いままです。結局、インスリン注射でも血糖値が下がらなくなったり、こわい合併症が出てきたりも少なくありません。

インスリン注射をしている私からすると、「薬を1錠飲めば安定するなんて、うらやましいなぁ！」といつも思っています。

薬って、ありがたいし、当たり前じゃないんですよ。

私はインスリン注射のおかげで生かされています。インスリン注射が存在しなかったら11歳のときに3日で死んでいたはず。医学の進歩、薬は多くの研究者の努力と動物の命が犠牲になって作られています。そんな薬を、ありがたく受け入れるのも大事なんじゃないかなと思うんです。もう薬を使ってるよという人も、食事前に「いただきます」と言うように、薬を飲む時やインスリン注射をするとき、ありがとうの気持ちを忘れないでほしいなと思います。

糖尿病って、イヤな病気。治療も一生。

健康な人たちが普通にしていること、例えば、外食したり、甘いものを食べたり、お酒を飲んだり、食後にゴロゴロ寝たり、そんな平和な、当たり前のことで血糖値が上がってしまう。

聞き飽きた「ヘモグロビンＡ１ｃ」。数値だけで判断されることもあり、病院で毎回テストの結果を突きつけられるようで凹みますよね。

でも、考えたってなにもかわらない。

どうせいつか死ぬんだから、それまで楽しく生きてやる！

糖尿病になったからこそ気付けた人の優しさの数々、健康の大切さ、医療のありがたさ。きれいごとではなく、糖尿病になったから今の自分、幸せなんだろうなと思ってます。

血糖値と向き合うすべてのみなさまが、幸せで健康的な人生を前向きに歩めますように。

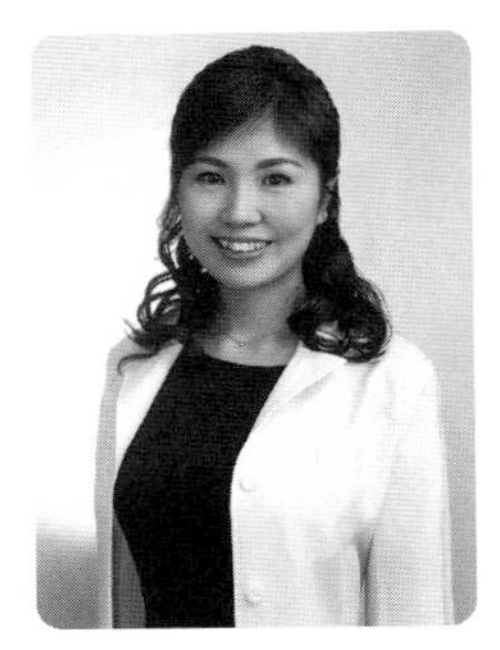

市原由美江（いちはら・ゆみえ）

医師（内科・糖尿病専門医）・医学博士

1982年生まれ。自身が11歳の時に1型糖尿病（年間10万人に約2人が発症）を発症したことをきっかけに糖尿病専門医になる。病気のことを周囲に理解してもらえず苦しんだ子ども時代の経験から、1型糖尿病の正しい理解の普及・啓発のため患者会や企業での講演活動を行っている。

2009年山口大学医学部医学科卒。独立行政法人国立病院機構関門医療センターにて初期研修を経て、2011年東京女子医科大学糖尿病センター糖尿病代謝内科勤務、2016年横浜鶴ヶ峰病院付属予防医療クリニック入所、2018年同クリニック副院長に就任。

医師と患者の両方の立場から、患者様の気持ちに寄り添い、「病気を個性として前向きに付き合ってほしい」との思いで日々診療している。糖尿病専門医として患者としての経験から、ダイエットや食事療法、糖質管理などの食に関する知識が豊富である。

一児の母として子育てをしながら仕事や家事をパワフルにこなしている。

取材・執筆　山田晃子（ライターズ・オフィス）　清原修志
編集協力　塚越雅之（TIDY）
企画協力　中村勇（有限会社エクステンション）
装幀　小口翔平＋阿部早紀子（tobufune）
本文・DTP　土屋光（Perfect Vacuum）
図版イラスト　Miyaco Utao

血糖値を自力で下げるやり方大全

2023年３月25日　初版発行
2023年11月26日　３刷発行

著者　市原由美江
発行者　太田宏
発行所　フォレスト出版株式会社
〒162-0824 東京都新宿区揚場町2-18 白宝ビル7F
電話　03-5229-5750（営業）　03-5229-5757（編集）
http://www.forestpub.co.jp
印刷・製本　日経印刷株式会社

乱丁・落丁本はお取り替えいたします。
ISBN978-4-86680-222-0

『血糖値を自力で下げるやり方大全』

購入者限定無料プレゼント

アレコレ悩まずに食べたいものを食べる！

血糖値を上げない外食のコツ

「血糖値管理は食事に気をつけないといけない」

そんなことは百も承知。でも、やっぱり食べたいものは食べたい！

……そんなあなたに1型糖尿病歴30年の糖尿病専門医がこっそり教えます。

あなたが糖尿病でも、糖尿病予備軍でも、ちょっとした工夫で
「美味しい」と「健康」を両立させてしまう外食の選び方から食べ方まで、
今すぐ役立つヒントをご紹介します。

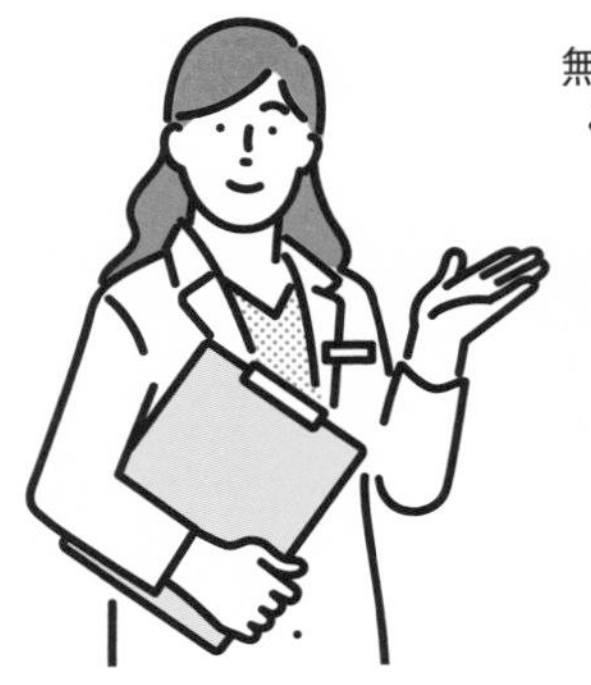

無料プレゼントを入手するには
こちらへアクセスしてください

https://frstp.jp/ichihara

この動画ファイルは本書をご購入いただいた読者限定の特典です。

※ 動画ファイルはWeb上で公開するものであり、CD・DVDなどをお送りするものではありません。
※ 上記特別プレゼントのご提供は予告なく終了となる場合がございます。あらかじめご了承ください。